血管外科专科护士培训丛书

总主编 谷涌泉 陆清声

血管外科疾病常见护理问题

主　审　陆小英　张玲娟

主　编　李海燕　虞　奋

副主编　李　燕　齐加新　王金萍
　　　　刘丽萍　梁爱琼

人民卫生出版社
·北 京·

图书在版编目（CIP）数据

血管外科疾病常见护理问题 / 李海燕，虞奋主编.
北京 ： 人民卫生出版社，2025.6. -- ISBN 978-7-117
-38092-8

Ⅰ. R473.6

中国国家版本馆 CIP 数据核字第 20257J6Y09 号

人卫智网	www.ipmph.com	医学教育、学术、考试、健康，
		购书智慧智能综合服务平台
人卫官网	www.pmph.com	人卫官方资讯发布平台

血管外科疾病常见护理问题
Xueguan Waike Jibing Changjian Huli Wenti

主　　编：李海燕　虞　奋
出版发行：人民卫生出版社（中继线 010-59780011）
地　　址：北京市朝阳区潘家园南里 19 号
邮　　编：100021
E - mail：pmph @ pmph.com
购书热线：010-59787592　010-59787584　010-65264830
印　　刷：三河市宏达印刷有限公司
经　　销：新华书店
开　　本：787×1092　1/32　　印张：5
字　　数：112 千字
版　　次：2025 年 6 月第 1 版
印　　次：2025 年 6 月第 1 次印刷
标准书号：ISBN 978-7-117-38092-8
定　　价：45.00 元
打击盗版举报电话：010-59787491　E-mail: WQ @ pmph.com
质量问题联系电话：010-59787234　E-mail: zhiliang @ pmph.com
数字融合服务电话：4001118166　E-mail: zengzhi @ pmph.com

编　者（以姓氏笔画为序）

王　峥　天津医科大学总医院

王　敏　上海市杨浦区中心医院

王金萍　海军军医大学第一附属医院

成　咏　上海交通大学医学院附属第九人民医院

朱翠芳　江阴市人民医院

刘　萍　南京医科大学附属南京医院

刘丽萍　重庆医科大学附属第一医院

刘国鹏　南京医科大学附属南京医院

齐加新　山东第一医科大学附属省立医院

李　蓉　海军军医大学第一附属医院

李　燕　南京医科大学附属南京医院

李亚杰　海军军医大学第一附属医院

李海燕　海军军医大学第一附属医院

杨　阳　海军军医大学第一附属医院

杨若雯　南京医科大学附属南京医院

吴　蕊　首都医科大学宣武医院

何　娟　南京医科大学附属南京医院

邹秋红　海军军医大学第一附属医院

陈婷婷　南京医科大学附属南京医院

荆圆圆　海军军医大学第一附属医院

梁爱琼　中国人民解放军南部战区总医院

葛静萍　南京医科大学附属南京医院

植艳茹　海军军医大学第一附属医院

虞　奋　复旦大学附属中山医院

潘　曼　海军军医大学第一附属医院

编写秘书　陆嘉溪　海军军医大学第一附属医院

　　随着中国人口老龄化的加剧以及疾病谱的改变，血管疾病的发病率显著上升，这一变化也促进了血管外科的蓬勃发展。各种先进的血管疾病诊疗技术逐渐在临床深入开展，为广大血管疾病患者提供了更多的救治机会。国际血管联盟（IUA）中国分部护理专业委员会的护理骨干们一直致力于血管外科护理的创新和发展，他们通过多年的临床实践积累了丰富的护理经验，在繁忙的临床护理工作之余，结合国内外最新的护理研究进展，将血管外科专科疾病围手术期护理问题进行整合和规范，完成了《血管外科疾病常见护理问题》的编写。

　　该专著包含了血管外科静脉、动脉和动静脉相关各种常见疾病的护理问题，可帮助护士扎实掌握血管外科疾病知识，规范护士的专科护理行为，促进专科护士的培养，是一本值得血管外科护士人手一册的专业工具书。

　　看到这本《血管外科疾病常见护理问题》的书稿时，我深深感受到编写团队对专业的热爱与奉献精神，也被IUA中国分部护理专业委员会的护理骨干们对护理专业的精益求精而感动。他们坚持学术探索，不断完善书稿，力求为血管外科护理事业贡献力量，这种执着与热忱令人敬佩！

最后，诚挚地感谢各位编者的辛勤付出！在血管外科医护人员的共同努力下，期待血管外科的护理事业更加辉煌！

首都医科大学宣武医院　谷涌泉

2025 年 3 月

血管外科是一个非常年轻的学科，也是一个在诊治领域发展日新月异的学科。我很庆幸于 2009 年 4 月，从一名心血管内科护士长岗位调至血管外科担任护士长。深入了解血管外科后，我被这个专科无限的生命力和创新精神所深深吸引。作为一名血管外科高年资护士长，我一直在思考，能为血管外科专科护士培训做些什么。为了给血管外科护士提供与医疗诊治水平同步发展的学习蓝本，提高血管外科临床护士专科护理能力，我所在的 IUA 中国分部护理专业委员会的护理骨干们在繁忙的工作之余，结合目前血管外科疾病诊治护理的新进展，编写了《血管外科疾病常见护理问题》。

该书是继血管外科专科护士培训丛书的《血管疾病护理评估手册》《血管外科护理习题集》《血管外科疾病健康教育和应急预案》《血管外科疾病护理常规和护理流程》《血管外科危重急症护理》之后的第六本血管外科护理工具书，主要包括血管外科各种疾病的护理问题，分析每个护理问题的相关因素、预期目标、护理措施和效果评价，为血管外科护士进行患者的围手术期护理提供参考，同时，也可以为护士长培养专科护理人才提供理论依据。

衷心感谢谷涌泉教授长期以来对IUA中国分部护理专业委员会建设的大力支持和鼓励，为全国血管专业护理骨干们提供了交流和学习的平台。也衷心感谢各位编者对本书的辛勤付出！由于时间仓促，本书可能存在一些不足之处，敬请各位读者批评指正，谢谢！

主编

2025年3月

目录

第一章

血管外科疾病
围手术期常见护理问题

第一节
血管外科疾病腔内手术护理问题

一、术前常见护理问题

1. 知识缺乏（特定的）：缺乏血管疾病相关知识

🔗 相关因素

（1）血管疾病相关知识接收途径有限。

（2）知识水平限制等原因导致无法理解和／或获取疾病相关知识受限。

ⓖ 预期目标

患者／家属 3d 内能够掌握疾病相关知识。

👤 护理措施

（1）评估患者／家属对疾病了解程度，进行针对性、个体化健康教育，提高患者及其家属对疾病的认识。

（2）鼓励患者／家属共同完成护理计划的制订，使其主动参与疾病的治疗和管理。

（3）采用多种形式的宣教方法，如图片、视频、示教、宣传册等，讲述内容由浅入深，语言通俗易懂，必要时引导患者／家属复述重点内容。

☆ 效果评价

患者／家属 3d 内是否已掌握疾病相关知识。

2. 焦虑

🔗 **相关因素**

（1）患者角色的转变。

（2）对住院恐惧，不适应医院环境。

（3）担忧疾病进展及预后。

（4）担心治疗、手术费用。

（5）没有亲属陪伴。

🎯 **预期目标**

患者 2d 内焦虑减轻或消失。

👤 **护理措施**

（1）入院时给予热情接待，介绍责任护士及主管医生，及时安排床位，详细介绍医院及病区环境、饮食起居、作息时间、病房管理制度，帮助患者完成角色转换。

（2）对于因承担过多社会角色而导致心理压力较大的患者，鼓励其通过正确的方式宣泄内心的感受，如倾诉、哭泣等。

（3）及时倾听患者的感受，了解患者焦虑的具体原因，向患者讲解疾病发生原因、临床表现、治疗方法、手术过程、预后随访等相关医学知识，介绍成功病例，增强患者战胜疾病的信心。

（4）指导患者通过听音乐、聊天等减压方式转移注意力，减轻焦虑情绪。

（5）调动患者社会支持系统，提供关怀、鼓励及物质支持和帮助。

☆ **效果评价**

患者 2d 内是否焦虑减轻或消失。

3. 疼痛

🔗 相关因素

疾病发生和 / 或疾病处于持续进展状态。

⏲ 预期目标

患者入院当日疼痛程度减轻或消失。

👥 护理措施

（1）认真听取患者主诉，动态评估患者疼痛性质、部位、强度、持续时间及有无伴随症状等，判断疼痛原因，及时汇报医生。

（2）针对不同疼痛原因给予相应措施，必要时遵医嘱规范使用镇痛药物，给药后及时进行疼痛复评，并做好详细记录。

（3）白天指导患者通过与家人聊天、听音乐等分散注意力，夜间保持病区舒适的休息环境，视患者病情遵医嘱予以镇痛、镇静等药物辅助患者睡眠。

（4）加强巡视，及时评估患者情绪，必要时给予心理疏导。

☆ 效果评价

患者入院当日疼痛程度是否减轻或消失。

二、术后常见护理问题

1. 有皮肤完整性受损的危险

🔗 相关因素

（1）长期卧床或处于被动体位 / 强迫体位。

（2）床单位不平整。

（3）排泄物或分泌物长时间刺激。

（4）患者因疾病原因呈组织水肿状态。

（5）营养不良，身材瘦弱。

（6）皮肤瘙痒。

（7）肢体缺血。

（8）患者患有糖尿病。

⊙ 预期目标

患者术后未发生皮肤完整性受损，或一旦发生，能够及时地发现和处理。

⚇ 护理措施

（1）保持床单位平整、清洁及干燥，受汗渍或其他排泄物污染时及时更换。

（2）视患者病情鼓励患者尽早下床活动、床上自主活动或协助被动运动，翻身时避免拖、拉、拽等动作，观察全身皮肤情况。对于皮肤完整性受损高风险患者制订翻身计划并及时实施。

（3）结合患者卧床时间、营养状况、皮肤等情况，在患者骨隆突处或容易受压部位使用减压敷料或气垫床等减压辅助装置。

（4）加强患者营养，遵医嘱予可经口进食的患者高蛋白、营养丰富的食物，予不可经口进食的患者肠内或肠外营养。

（5）仔细床边交接班，做好动态评估并详细记录患者全身皮肤情况。

☆ 效果评价

患者术后是否发生皮肤完整性受损，或一旦发生是否得到及时地发现和处理。

2. 生活自理能力下降

𝒫 相关因素

（1）手术致患者体力下降、活动受限。

（2）手术并发症导致视力模糊或偏瘫、截瘫等。

（3）肢体约束。

⊙ 预期目标

患者术后在护士及家属帮助下，生活需求得到及时满足。

𝒜 护理措施

（1）加强巡视，主动询问患者需求，将患者常用物品、床头铃放置于触手可及之处，使用床挡，保护患者安全。

（2）动态评估患者自理能力，协助患者做好生活护理，包括口腔、会阴、排泄护理，鼓励患者完成洗脸、刷牙、梳头等部分活动，锻炼患者活动能力的同时增强患者自信心，以利于疾病恢复。

☆ 效果评价

患者术后生活需求是否及时得到满足。

3. 疼痛

𝒫 相关因素

（1）疾病进一步发展。

（2）伤口包扎压迫。

（3）手术并发症所致，如伤口出血、动脉瘤/夹层破裂、动脉栓塞、静脉血栓形成。

⊙ 预期目标

患者手术当日疼痛程度减轻或消失。

👤 护理措施

（1）术后严密监测患者生命体征变化，评估患者疼痛部位、程度、性质、持续时间，有无其他伴随症状，并分析疼痛原因。

（2）根据疼痛原因对因处理，必要时遵医嘱应用镇痛药物，以加强镇痛效果。

（3）注意评估患者伤口情况，避免加压过度引起患者伤口疼痛。

（4）保持环境安静，并指导患者运用非药物方法辅助治疗，如放松、听音乐等。

☆ 效果评价

患者手术当日疼痛程度是否减轻或消失。

4. 潜在并发症：穿刺点/伤口出血或血肿

🔗 相关因素

（1）血管被反复穿刺、穿刺针过粗等导致血管及周围组织损伤。

（2）抗凝、溶栓、抗血小板、活血等药物应用。

（3）术后不正确运动或过早下床运动。

（4）腹内压增高：剧烈咳嗽、用力排便等。

☉ 预期目标

患者术后未发生穿刺点/伤口出血或血肿，或一旦发生，能够及时地发现和处理。

👤 护理措施

（1）协助医生对患者穿刺点/伤口及时进行加压包扎，密切观察患者穿刺点/伤口周围有无渗血渗液，视诊有无异常隆起，触诊有无包块等，倾听患者有无穿刺点/伤口周围不适主诉。

（2）如患者留置伤口引流管，应保持导管通畅，每日评估患者引流液的颜色、性质和量。

（3）告知患者下床活动时间及活动方法，协助患者床上翻身、排便等。

（4）予患者易消化、高膳食纤维饮食，预防便秘，对于便秘患者遵医嘱使用泻剂，避免因用力排便导致腹内压升高引起穿刺点/伤口出血。

（5）如患者应用抗凝、溶栓等药物，遵医嘱定期监测凝血指标。

（6）如患者穿刺点/伤口少量出血，及时加压，并通知医生换药；如患者穿刺点/伤口周围有瘀斑，做好范围标识，观察患者生命体征情况，汇报医生查找原因并处理；做好患者的解释工作，消除患者及家属的紧张心理；如患者突发穿刺点/伤口大量渗血或出现血肿，立即压迫止血，根据患者病情变化，配合医生做好抢救工作。

☆ 效果评价

患者术后是否出现穿刺点/伤口出血或血肿，或一旦发生是否得到及时地发现和处理。

5. 潜在并发症：穿刺点/伤口感染

🔗 相关因素

（1）穿刺点/伤口受排泄物等污染未及时换药。

（2）手术时间过长，未规范使用抗生素。

（3）患者因高龄、营养不良、合并基础疾病等原因导致穿刺点/伤口愈合不良。

⏲ 预期目标

患者术后未发生穿刺点/伤口感染，或一旦发生，能够及时地发现和处理。

👤 护理措施

（1）保持手术穿刺点/伤口处敷料清洁干燥，注意观察有无渗血渗液，有无红、肿、热、痛等局部感染表现和畏寒、发热等全身感染表现，关注患者血检验结果以及不适主诉，有异常时及时汇报医生。

（2）遵医嘱合理应用抗生素，预防和控制感染。

（3）给予患者高热量、高维生素、高蛋白、低盐低脂饮食，补充营养，增强其抵抗力。

（4）若患者合并基础疾病，如糖尿病等，协助患者做好疾病控制。

☆ 效果评价

患者术后是否发生伤口感染，或一旦发生是否得到及时地发现和处理。

6. 潜在并发症：对比剂肾病

🔗 相关因素

（1）患者合并肾脏基础疾病。

（2）术中对比剂应用对肾脏产生毒性作用。

⏲ 预期目标

患者术后未出现对比剂肾病，或一旦发生，能够及时地发现和处理。

👤 护理措施

（1）若患者病情允许，鼓励其手术前和手术后多饮水，必要时遵医嘱静脉补液，以利于对比剂排出。

（2）观察患者术后尿液的性质、颜色、量的变化，如有异常，立即汇报医生。

（3）关注患者术后与术前的血检验肾功能结果和尿液检验结果。

（4）若患者疑似出现对比剂肾病，遵医嘱应用碳酸氢钠碱化尿液，病情严重时行持续性肾脏代替治疗。

☆ **效果评价**

患者术后是否发生对比剂肾病，或一旦发生是否得到及时地发现和处理。

7. 潜在并发症：下肢深静脉血栓形成

🔗 **相关因素**

（1）术后患者卧床时间长、肢体制动等导致血流缓慢。

（2）患者血液处于高凝状态，如合并恶性肿瘤、严重脱水。

（3）合并全身感染、术中机械性损伤等引起静脉管壁损伤。

（4）对于具有血栓风险的患者术后未规范实施预防措施。

◎ **预期目标**

患者术后未发生下肢深静脉血栓形成，或一旦发生，能够及时地发现和处理。

👤 **护理措施**

（1）观察患者双下肢皮肤温度、颜色，有无下肢肿胀、疼痛等表现，定期评估双下肢腿围是否一致，有无明显变化。

（2）正确进行血栓风险评估，遵医嘱给予患者正确的预防措施，包括基础预防、机械预防及药物预防。

1）基础预防：鼓励卧床患者进行踝泵运动或股四头肌锻炼，促进静脉血液回流，根据患者恢复情况建议其尽早下床活动。病情允许的情况下，建议患者每日饮水量达1 500～2 500ml。不能经口饮水的患者，遵医嘱予适量补液，保证足够的水化。

2）机械预防：遵医嘱给予患者抗血栓袜或间歇充气加压、足底静脉泵治疗等。使用机械预防措施期间，做好患者及家属宣教，告知其治疗目的、使用方法、持续时间、相关注意事项及可能出现的不良反应和应对方案。

3）药物预防：遵医嘱使用抗凝药物，用药期间，护士应动态观察用药效果及实验室检查结果，注意评估有无发生出血不良反应，一旦出现立即汇报医生，并在病历中记录。

（3）一旦发生下肢肿胀、疼痛等下肢深静脉血栓形成的表现，及时汇报医生，经确诊后动态观察患者肢体肿胀和疼痛的程度，遵医嘱规范使用抗凝药物。及时观察患者生命体征，必要时做好腔内手术取栓或溶栓的准备。

☆ 效果评价

患者术后是否发生下肢深静脉血栓形成，或一旦发生是否得到及时地发现和处理。

8. 潜在并发症：对比剂过敏

∂ 相关因素

（1）既往患者存在轻度对比剂过敏。

（2）患者为过敏体质。

◎ 预期目标

患者术后未发生对比剂过敏，或一旦发生，能够及时地发现和处理。

（1）术前询问患者有无对比剂过敏史，评估过敏反应严重程度。

（2）对于既往有过局部皮肤瘙痒、荨麻疹等轻度过敏反应患者，围手术期遵医嘱予患者地塞米松等抗过敏药物，术后如无禁忌证，嘱患者多饮水，饮水量为 1 000 ~ 1 500ml。

（3）术后观察患者全身有无过敏表现，一旦患者出现严重荨麻疹伴血压下降时，遵医嘱及时给予肾上腺素皮下或静脉注射，患者出现喉头水肿，做好气管切开或插管准备。

☆ 效果评价

患者术后是否发生对比剂过敏，或一旦发生是否得到及时地发现和处理。

9. 有导管滑脱的风险

🔗 相关因素

（1）患者出现意识障碍。

（2）导管未妥善固定或导管接口连接不紧密。

（3）患者活动时幅度过大，管道受牵拉。

🕐 预期目标

患者术后未出现导管滑脱，或一旦发生，能够及时地发现和处理。

👤 护理措施

（1）术后动态评估患者意识状态，若患者存在谵妄、烦躁等情况，告知家属 24h 陪护，与家属沟通予以约束带肢体约束，并评估约束部位血液循环情况。

（2）若患者意识清醒，告知患者留置导管的目的，做好导管标记，指导其活动时加强导管的保护。

（3）妥善固定导管，加强巡视，检查导管接口连接是否紧密，若导管固定敷料或贴膜、胶带等出现卷边、松脱、污染等情况，应立即更换。

（4）一旦发生非计划性拔管，按照相关应急预案处理，积极采取补救措施，保证患者安全。

☆ 效果评价

患者术后是否发生导管滑脱，或一旦发生是否得到及时地发现和处理。

10. 睡眠形态紊乱

♂ 相关因素

（1）术后患者活动受限导致舒适状态改变。

（2）患者存在疼痛等不适。

（3）病房环境改变，如进入 ICU 或术后病房等。

（4）患者焦虑、抑郁心理。

⊙ 预期目标

患者术后每日睡眠时长至少达到 6h。

♀ 护理措施

（1）加强和患者的沟通，舒缓患者术后情绪，并了解患者睡眠的时间以及干扰睡眠的因素，尽可能满足患者睡眠需求，必要时应用助眠药物改善。

（2）为患者提供有助于睡眠的环境，休息时间保持病房安静。

（3）病情允许的情况下，鼓励患者适当增加白天活动量和活动范围，减少白天睡眠时间。

（4）将各种治疗、护理措施尽量集中进行，在患者休息期间减少不必要的护理操作。

☆ 效果评价

患者术后每日睡眠时长是否达到 6h。

11. 知识缺乏（特定的）：缺乏有助于疾病恢复相关的知识

∂ 相关因素

（1）医护人员讲解不全面或不具有针对性。

（2）知识水平限制等原因导致无法理解和 / 或获取相关知识受限。

☉ 预期目标

患者在出院前已掌握有利于疾病恢复的相关知识。

♐ 护理措施

（1）了解患者 / 家属目前疾病和手术相关知识掌握程度，根据患者手术情况和术后恢复情况给予患者个体化健康教育，以消除患者手术相关疑虑。

（2）通过由患者提问、医护回答的方式，倾听患者需求，给予患者答复和提供必要的帮助。

☆ 效果评价

患者在出院前是否已掌握有利于疾病恢复的相关知识。

一、术前常见护理问题

参见第一章第一节血管外科各种疾病腔内手术护理问题术前常见护理问题中相关内容。

二、术后常见护理问题

1. 体温过高

🔗 相关因素

（1）手术创伤较大，术后对组织损伤后分解产物、渗血和渗液的吸收。

（2）病原体感染。

（3）手术应激。

⏲ 预期目标

患者术后体温恢复正常或体温得到有效控制。

👤 护理措施

（1）术后密切监测患者体温的变化，评估有无全身感染表现，遵医嘱给予物理和／或药物降温。

（2）出汗较多的患者，及时予以更换衣裤，保持床单位整洁、干燥。给予患者高热量、高蛋白饮食，遵医嘱做好补液治疗，防止水电解质平衡紊乱。

（3）积极查找引起体温升高的原因，遵医嘱急查血检验和合理使用抗生素，观察疗效及不良反应。

（4）如患者有感染伤口，应定期进行清洗、消毒、换药处理。

（5）保持室内空气清新，温度、湿度适宜，定时进行通风。

☆ 效果评价

患者体温是否恢复正常或体温是否得到有效控制。

2. 清理呼吸道无效

相关因素

（1）患者既往有吸烟史。

（2）术中全麻气管插管时损伤呼吸道黏膜。

（3）术后患者伤口疼痛或进行机械通气等原因，无效咳嗽。

（4）术后患者肺部感染。

预期目标

患者术后掌握有效咳痰方法，不能自行排痰的患者，可有效清理呼吸道。

护理措施

（1）积极治疗原发病，控制肺部及呼吸道感染。

（2）保持病房空气清新，每日通风 2 次，保持室温控制在 18～22℃，湿度控制在 50%～60%。

（3）对于清醒患者，向患者讲述排痰意义，指导患者掌握有效排痰的方法。

（4）对于昏迷及机械通气的患者，及时为患者翻身、叩背，必要时遵医嘱予以吸痰。

（5）对于痰液黏稠不易咳出的患者，遵医嘱予以雾化吸入或静脉滴注化痰药物，无反指征者，指导其进行有效咳嗽、协助叩背，以促进痰液排出，无效者可予以吸痰。

（6）鼓励可以自主进食且病情允许的患者每日饮水1 000～1 500ml，以补充丢失的水分，稀释痰液。对于无法进食患者，遵医嘱及时、充分补液，纠正水、电解质平衡。

☆ 效果评价

患者术后是否已掌握有效咳痰方法，是否有效清理呼吸道。

3. 潜在并发症：伤口感染

🔗 相关因素

（1）伤口换药时未严格执行无菌操作。

（2）伤口有渗血渗液后，换药不及时。

（3）引流袋或引流瓶位置高于伤口处引起逆行性感染。

（4）患者自身抵抗力较弱等。

◎ 预期目标

患者术后未发生伤口感染，或一旦发生，能够及时地发现和处理。

👤 护理措施

（1）密切监测患者生命体征，尤其是体温的变化。

（2）观察伤口有无渗血、渗液，如有渗血渗液，及时告知医生更换伤口敷料。

（3）严格执行各项无菌操作，做好引流管护理，以防止逆行性感染。

（4）遵医嘱合理使用抗生素，观察疗效和不良反应，监测患者血检验结果。

（5）予以足够的营养补充，满足患者每日所需。对于可进食患者，给予高蛋白、高维生素等饮食，对于禁食、禁饮的患者，遵医嘱予肠外营养补充。

☆ 效果评价

患者术后是否发生伤口感染，或一旦发生是否得到及时地发现和处理。

4. 潜在并发症：泌尿系统感染

🔗 相关因素

（1）患者留置导尿管时间过长。

（2）尿袋位置过高引起逆行性感染。

（3）患者自身免疫力较差。

（4）患者长期卧床。

（5）患者合并慢性疾病如糖尿病、恶性肿瘤。

（6）患者的会阴护理不及时。

⊙ 预期目标

患者术后未发生泌尿系统感染，或一旦发生，能够及时地发现和处理。

👤 护理措施

（1）导尿操作时严格无菌操作，动作应轻柔，避免造成尿道损伤。对于病情需要，长期留置导尿管患者，定期更换导尿管。

（2）留置导尿管的患者，遵医嘱给予会阴护理，每日 2 次。

（3）观察患者尿液量、颜色、性质，有无尿路刺激征等，发现尿液中出现絮状物、血尿等异常情况，及时汇报医生，必要时进行尿液细菌学检查，遵医嘱正确使用抗生素。

（4）保持导尿系统密封性，更换尿袋时严格遵守无菌原则，每周更换尿袋。

（5）给予患者高热量、高维生素、清淡饮食，补充营养，增强患者抵抗力。鼓励患者多饮水，病情允许者，每日饮水量不少于1 500ml，不能饮水患者予以静脉补液，促进尿液排泄。

（6）指导患者早期下床活动，促进血液循环，提高抵抗力。

☆ 效果评价

患者术后是否发生泌尿系统感染，或一旦发生是否得到及时地发现和处理。

5. 潜在并发症：伤口出血或血肿

🔗 相关因素

（1）术中止血不完善，结扎线松脱，血管缝合不良引起吻合口瘘等。

（2）术中及术后使用抗凝、活血等药物。

（3）参见第一章第一节血管外科各种疾病腔内手术护理问题术后常见护理问题中相关内容。

⏱ 预期目标

患者术后伤口愈合良好，未出现出血或血肿，或一旦发生，能够及时地发现和处理。

🧑 护理措施

（1）加强巡视，密切观察伤口有无渗血，伤口周围有无瘀斑，尤其是夜间，翻身、剧烈活动后等。对于留置伤口引流管的患者，护士需观察引流液的颜色、性质、量，若短时间内引流出大量血性液体，应立即汇报医生。

（2）严密监测患者生命体征，尤其是血压、心率、血氧饱和度，同时观察有无血压下降、心率增快等失血性休克表现。一旦出现上述情况，立即汇报医生，同时积极配合抢救，必要时做好手术准备。

（3）遵医嘱正确合理使用抗凝、抗血小板药，定期抽取血标本检查凝血指标，观察患者有无牙龈出血、皮肤黏膜出血、头晕、头痛等出血表现。

（4）其他参见第一章第一节血管外科各种疾病腔内手术护理问题术后常见护理问题中相关内容。

☆ 效果评价

患者术后是否出现伤口出血或血肿，或一旦发生是否得到及时地发现和处理。

6. 营养失调：低于机体需要量

🔗 相关因素

（1）机体代谢量增高，如高热、感染、癌症、外伤。

（2）机体吸收营养能力障碍，如肠道吸收障碍、慢性肠炎。

（3）机体摄入食物困难，如合并脑卒中、肌肉萎缩。

⊙ 预期目标

患者术后营养失调得以纠正。

👤 护理措施

（1）了解患者的饮食习惯、营养状态、饮食摄入情况和影响进食的原因（如有无口腔溃疡、呼吸困难、对餐饮的接受程度），动态监测营养相关的血检验指标，如血白蛋白、红细胞计数、血红蛋白。

（2）向患者及家属强调增加营养与促进康复的关系，与患者及家属共同制订既适合患者饮食习惯，又有利于疾病康复的饮食计划。

（3）提供轻松、舒适、愉快的进餐环境，尽可能安排患者与他人共同进餐，少量多餐，餐前休息片刻。

（4）有吞咽困难者进食宜慢，采取半卧位，以免发生呛咳或吸入性肺炎。

（5）对于不能经口进食或经口进食不能满足机体需要的患者，首先推荐通过肠内营养补充或提供维持患者必需的营养。

（6）对于不能耐受肠内营养，或肠内营养不能满足机体需求时，可静脉予以脂肪乳、氨基酸等营养制剂。

☆ 效果评价

患者术后营养失调是否及时得以纠正。

7. 有皮肤完整性受损的危险、生活自理能力下降、潜在并发症： 下肢深静脉血栓形成、有导管滑脱的风险、睡眠形态紊乱、知识缺乏（特定的）等参见第一章第一节血管外科各种疾病腔内手术护理问题术后常见护理问题中相关内容。

第二章
静脉疾病

第一节
下肢浅静脉曲张

一、术前常见护理问题

1. 疼痛

⦿ 相关因素

（1）患者长时间久站、久坐、重体力劳动等导致下肢静脉压力大，静脉扩张，从而刺激静脉壁上的神经。

（2）合并有血栓性浅静脉炎，因血栓刺激血管壁及周围的神经组织。

（3）静脉曲张引起静脉性营养障碍，出现皮肤溃疡，刺激皮下神经。

⦿ 预期目标

患者入院当日知晓减轻下肢疼痛的方法，入院 3d 内下肢疼痛减轻或消失。

⦿ 护理措施

（1）避免久站、久坐以及穿着过紧的衣裤等，采取正确坐姿，禁止盘腿、跷"二郎腿"等动作。

（2）鼓励患者每日适当活动，卧床期间抬高患肢高于心脏水平 20～30cm。下床活动时正确穿着梯度压力袜或使用弹力绷带，降低静脉压力。

（3）正确评估患者疼痛部位、程度以及有无其他不适表现，必要时遵医嘱使用有镇痛作用的外用药，并做好药物疗效及不良反应的观察。

☆ 效果评价

患者入院当日是否知晓减轻疼痛的方法，入院 3d 内下肢疼痛是否减轻或消失。

2. 皮肤完整性受损（皮炎、湿疹、溃疡）

🔗 相关因素

（1）静脉瓣膜功能不良、静脉壁薄弱、静脉堵塞和静脉受压等因素引起静脉压力增高，致局部皮肤微循环不良、营养障碍。

（2）因皮肤瘙痒而反复抓挠。

（3）曲张静脉破裂。

🎯 预期目标

患者住院期间皮炎、湿疹得以改善，溃疡创面逐渐愈合。

👤 护理措施

（1）根据皮肤受损的情况进行适当换药，帮助患者使用弹力绷带规范进行压力治疗。

（2）告知患者压力治疗对疾病恢复重要性，提高患者压力治疗的依从性。

（3）对于有皮炎、湿疹的患者，嘱患者保持局部皮肤清洁干燥，遵医嘱应用对症治疗药物；对于皮肤瘙痒但无溃疡的患者，嘱患者禁忌用手抓挠，遵医嘱予止痒药膏外用；对于下肢水肿的患者，予患者抬高患肢，减轻水肿。

☆ 效果评价

患者住院期间皮炎、湿疹是否得以改善，溃疡创面是否逐渐愈合。

3. 知识缺乏（特定的）：缺乏正确使用梯度压力袜的相关知识

🔗 相关因素

参见第一章第一节血管外科各种疾病腔内手术护理问题术前常见护理问题中相关内容。

⏱ 预期目标

患者入院当日能掌握使用梯度压力袜的目的及注意事项、穿脱方法和清洗方法。

👤 护理措施

（1）告知患者使用梯度压力袜的目的及对疾病的重要性。

（2）采用现场演示、视频播放的形式指导患者掌握梯度压力袜的穿脱方法。

（3）教会患者掌握梯度压力袜的清洗方法。

（4）指导患者掌握梯度压力袜穿着时的注意事项，包括出现不良反应的正确处理方法。

☆ 效果评价

患者入院当日是否得到护士的及时指导，是否正确掌握梯度压力袜的使用方法和注意事项。

4. 潜在并发症：曲张静脉破裂出血

🔗 相关因素

（1）坚硬物体碰撞等外伤。

（2）疾病进展。

⏱ 预期目标

患者住院期间未发生曲张静脉破裂出血，或一旦发生，能够及时地发现和处理。

人 护理措施

（1）告知患者注意避免坚硬物体碰撞曲张静脉，如夏季尽量不穿露腿短裤以保护曲张的静脉。

（2）一旦出现曲张静脉破裂出血，可按压出血部位进行止血，就地平卧后出血下肢尽量抬高，并及时告知医护人员，必要时予伤口包扎。

（3）指导患者正确使用梯度压力袜或弹力绷带，以促进静脉回流，避免病情加重。

☆ 效果评价

患者住院期间是否发生曲张静脉破裂出血，或一旦发生是否得到及时地发现和处理。

5. 其他：参见第一章第一节血管外科各种疾病腔内手术护理问题术前常见护理问题中的相关内容。

二、术后常见护理问题

1. 潜在并发症：伤口出血

🔗 相关因素

（1）反复穿刺、穿刺针过粗等医源性因素。

（2）术后伤口加压不及时或不到位。

（3）患者凝血功能异常。

（4）患者术后过早负重，或活动方式不恰当等。

⏱ 预期目标

患者术后未发生伤口出血，或一旦发生，能够及时地发现和处理。

护理措施

（1）动态观察手术伤口有无渗血、血肿等情况。

（2）仔细评估伤口包扎情况，检查弹力绷带或梯度压力袜，确保其处于正常使用状态，勿过紧或过松，并告知患者勿随意拆除，有疼痛等不适及时通知医护人员。

（3）及时评估患者凝血指标情况。

（4）指导患者术侧肢体活动幅度不宜过大，避免负重，根据患者伤口大小及范围告知患者下床活动的时间以及适宜的活动方式。

效果评价

患者术后是否出现伤口出血，或一旦发生是否得到及时地发现和处理。

2. 潜在并发症：下肢动脉缺血

相关因素

（1）术中操作不当，误伤邻近动脉血管。

（2）术后弹力绷带包扎过紧，压迫动脉血管引起下肢缺血表现。

预期目标

患者术后未出现下肢动脉缺血相关表现，或一旦发生，能够及时地发现和处理。

护理措施

（1）向患者及家属讲解可能导致动脉缺血的原因，使患者了解相关临床表现，及时向医护人员反馈出现的不适。

（2）定期评估弹力绷带的松紧度，在达到良好加压效果的同时考虑患者舒适度。

（3）动态评估患者术侧肢体末梢循环情况，询问患者患肢有无疼痛、麻木或感觉异常，评估足趾颜色、温度是否正常，足背动脉搏动能否触及等。一旦发现异常及时汇报医生处理。

☆ 效果评价

患者术后是否发生下肢动脉缺血，或一旦发生是否得到及时地发现和处理。

3. 潜在并发症：下肢静脉血栓形成

🔗 相关因素

（1）少量硬化剂进入深静脉后损伤深静脉内膜。

（2）浅静脉曲张合并溃疡，血管壁损伤同时溃疡附近的曲张静脉形成静脉炎。

（3）既往有下肢深静脉血栓病史。

🎯 预期目标　👤 护理措施　☆ 效果评价

参见第一章第一节血管外科各种疾病腔内手术护理问题术后常见护理问题中相关内容。

4. 潜在并发症：硬化剂过敏反应（行硬化剂注射术后）

🔗 相关因素

（1）患者自身为过敏体质。

（2）患者术中使用硬化剂。

🎯 预期目标

患者术后未发生硬化剂过敏反应，或一旦发生，能够及时地发现和处理。

👤 护理措施

（1）术前评估患者有无硬化剂相关过敏史，对于过敏体质或严重心、肺、肝、肾功能不全患者术前 1d 完善术前准备，备齐抢救药品及用物，并向患者宣教硬化剂过敏时可能出现的表现，嘱患者出现不适时及时告知医护人员。

（2）硬化剂注射后 30min 观察患者有无皮疹、呼吸困难、胸闷、头晕等硬化剂过敏反应的表现，一旦出现硬化剂过敏反应，立即告知医生，遵医嘱使用抗过敏药物。

（3）嘱患者如出现麻疹、瘙痒、血管神经性水肿等迟发型过敏反应，应及时就诊，避免局部抓挠。

☆ 效果评价

患者术后是否发生硬化剂过敏反应，或一旦发生是否得到及时地发现和处理。

5. 潜在并发症：血栓性浅静脉炎（行硬化剂注射术后）

🔗 相关因素

（1）血流停滞或缓慢。

（2）高龄（年龄 ≥ 64 岁）。

（3）超重，BMI ≥ 25.04kg/m^2。

（4）按照病理生理学分类法分级为疾病 C3 或 C4 期患者。

🕐 预期目标

患者术后未发生血栓性浅静脉炎，或一旦发生，能够及时地发现和处理。

👤 护理措施

（1）告知患者穿着梯度压力袜对减少血栓性浅静脉炎发生率的益处，提高患者穿着梯度压力袜的依从性。

（2）患者如果发生血栓性浅静脉炎的症状较轻或范围较小，遵医嘱使用多磺酸乳膏涂于患肢，每日 2～3 次，每次按摩 10min。

（3）对于较严重的血栓性浅静脉炎，配合医生使用 18G 针头穿刺，将血栓挤出以缓解症状。

（4）必要时遵医嘱使用非甾体抗炎药治疗，并注意观察用药后的疗效。

☆ 效果评价

患者术后是否发生血栓性浅静脉炎，或一旦发生是否得到及时地发现和处理。

6. 潜在并发症：皮肤色素沉着（行硬化剂注射术后）

🔗 相关因素

（1）使用液体硬化剂。

（2）硬化剂浓度高、注射过量。

（3）术中不正确的按压方法使原本排空的静脉再次注入少量血液。

⌚ 预期目标

患者术后未发生皮肤色素沉着，或一旦发生，能够及时地发现和处理。

👤 护理措施

（1）告知患者 1 周内避免进行过度劳累的运动，如跑步、爬山等。

（2）患肢 2 周内避免紫外线照射。

（3）皮肤色素沉着常在治疗后 6～12 个月内自行消失，一般无需特殊处理，对治疗效果没有影响，可嘱患者抬高患肢，注意休息；如色素沉着较为明显，早期可使用维生素 E 精华涂于患处促进色素消退。

☆ 效果评价

患者术后是否发生皮肤色素沉着，或一旦发生是否得到及时地发现和处理。

7. 其他： 参见第一章第一节血管外科各种疾病腔内手术护理问题术后常见护理问题中相关内容。

第二节
下肢深静脉血栓形成

一、术前常见护理问题

1. 下肢肿胀

🔗 相关因素

血液在深静脉内不正常凝结形成血栓，阻塞静脉管腔，导致下肢静脉血液回流障碍，静脉压增高、血管通透性增高等。

⏱ 预期目标

患者入院 3d 内患肢肿胀减轻。

👤 护理措施

（1）观察患侧肢体肿胀的部位、范围及程度，动态评估患者腿围。

（2）加强患者健康教育，告知患者减轻下肢肿胀的方法。

（3）急性期患者需绝对卧床，可通过使用下肢抬高垫或抬高床尾以抬高患肢。告知患者或家属严禁按摩患肢，防止血栓脱落。

（4）指导患者卧床期间行踝泵运动。

（5）遵医嘱穿着压力二级梯度压力袜，以促进静脉血液回流。

（6）遵医嘱使用抗凝、溶栓和促进静脉回流药物，观察药物疗效及不良反应。

☆ 效果评价

患者入院 3d 内患肢肿胀是否减轻。

2. 疼痛

🔗 相关因素

疾病引起下肢疼痛。

⏱ 预期目标

患者入院 3d 内下肢疼痛减轻或消失。

👤 护理措施

（1）评估患者下肢疼痛的部位、性质、持续时间、频率、伴随症状以及加剧 / 减轻的因素，使用疼痛评估工具正确评估疼痛程度。同时评估患者文化程度、环境、人际关系、心理因素对疼痛的影响以及患者对疼痛的反应、以往减轻疼痛的个人应对技巧、治疗护理方法。

（2）采取心理疏导、家庭支持、音乐疗法或药物对症治疗缓解患者的疼痛不适。

（3）对于下肢肿胀患者予以肢体抬高，避免加重疼痛的因素。

☆ 效果评价

患者入院 3d 内疼痛是否减轻或消失。

3. 潜在并发症：肺栓塞

🔗 相关因素

（1）过早下床活动或下肢剧烈活动等使下肢深静脉内的血栓脱落。

（2）抗凝药物使用不足。

⏰ 预期目标

患者住院期间未发生肺栓塞，或一旦发生，能够及时地发现和处理。

👤 护理措施

（1）指导患者急性期绝对卧床休息，严禁进行患肢按摩、挤压等易导致血栓脱落的动作或行为。

（2）遵医嘱规范使用抗凝、溶栓药物，观察药物疗效及不良反应。

（3）对于肺栓塞高危患者，积极完善下腔静脉滤器置入术的术前准备，必要时予心电监护，密切观察患者的呼吸、血氧饱和度、心率和血压的变化。

（4）当患者突发胸部剧痛、呼吸困难、咯血等肺栓塞表现，应立即将患者平卧，避免搬动，建立静脉通道，予以高浓度氧气吸入，通知医生并积极配合抢救。

☆ 效果评价

患者住院期间是否发生肺栓塞，或一旦发生是否得到及时地发现和处理。

4. 知识缺乏（特定的）：缺乏抗凝药物相关知识

🔗 相关因素

患者不了解抗凝、溶栓药物的相关知识。

⏰ 预期目标

患者入院当日掌握抗凝药物使用目的、作用及药物相关不良反应。

👤 护理措施

（1）详细询问病史，评估患者有无抗凝、溶栓药物使用禁忌证。

（2）告知患者用药目的及重要性，指导患者严格遵医嘱用药，不可随意调整用药时间及药物剂量，避免与可能增强或减弱抗凝效果的药物同服。

（3）教会患者自行观察出血的表现，如有无皮下瘀点/瘀斑、血尿、便血，出现异常及时告知医护人员并进行相应处理。

☆ 效果评价

患者入院当日是否已掌握抗凝药物应用目的、方法及不良反应等知识。

5. **其他：** 参见第一章第一节血管外科各种疾病腔内手术护理问题术前常见护理问题中相关内容。

二、术后常见护理问题

1. **潜在并发症：肺栓塞**

⚭ 相关因素

（1）小的血栓脱落。

（2）抗凝药物使用不足。

（3）手术时间过长。

⏱ 预期目标　☆ 护理措施　☆ 效果评价

参见本节术前常见护理问题中相关内容。

2. **有溶栓导管堵塞的危险**

⚭ 相关因素

（1）溶栓导管打折。

（2）抗凝溶栓药物使用不足或不及时等。

预期目标

患者行置管溶栓期间，溶栓导管在位通畅，未出现导管堵塞，或一旦出现导管堵塞，是否得到及时的发现和处理。

护理措施

（1）采用 U 形或环形固定法固定溶栓导管的体外部分，避免管道打折后药物无法顺利进入患者体内。

（2）及时检查溶栓导管各连接口是否连接紧密、有无打折，及时遵医嘱给药。每小时观察微量注射泵的推注速度及药液剩余量，保证溶栓药物准确泵入。使用充气加压袋对溶栓输液袋加压给药的患者，护士应定期评估加压袋内压力情况，确保药物按医嘱要求输注。

（3）置管期间充分考虑患者体位变动，协助患者更换体位时注意动作轻柔，避免置管处肢体过度弯曲。密切关注置管溶栓期间凝血指标变化情况。

（4）导管一旦堵塞致溶栓药物进入体内不畅，应尽快查明原因，使用 20ml 注射器连接导管末端进行回抽，抽出血栓后继续给予溶栓治疗。若无法抽出血栓，需第一时间告知医生，并协助医生使用抗凝、溶栓药物冲管，同时密切监测患者凝血酶原时间，根据医嘱及时调整药物剂量。

（5）对于其他如体位改变等原因造成导管打折，协助患者调整体位，重新整理管道并进行宣教，必要时使用约束带对置管侧肢体进行约束。

效果评价

患者行置管溶栓期间是否出现溶栓导管堵塞，或一旦发生是否得到及时地发现和处理。

3. 潜在并发症：溶栓导管相关性感染

   ⊘ **相关因素**

（1）溶栓导管置管时间较长或反复操作。

（2）穿刺置管处未及时换药。

（3）患者抵抗力较弱。

（4）抗生素使用不规范。

   ⊙ **预期目标**

患者术后未发生溶栓导管相关性感染，或一旦发生，能够及时地发现和处理。

   ⋎ **护理措施**

（1）置管溶栓期间，应密切观察置管处有无渗血，无菌敷料是否清洁干燥。如出现渗血、渗液，应动态评估渗出量，妥善固定导管并及时通知医生，协助医生进行穿刺点消毒和无菌敷料的更换。

（2）注意监测患者体温、白细胞计数等变化，观察穿刺点局部有无红肿热痛的表现。

（3）一旦发生溶栓导管相关性感染，需协助医生及时拔除溶栓导管，遵医嘱对导管尖端进行细菌培养和留取血培养，明确引起感染的病原菌，必要时静脉使用抗生素静脉滴注治疗。

（4）密切观察患者体温、白细胞、中性粒细胞等的变化，如穿刺处有脓性分泌物出现，应协助医生换药，动态观察伤口敷料是否清洁干燥，患者有无发热、寒战等不适主诉。

   ✩ **效果评价**

患者术后是否发生溶栓导管相关性感染，或一旦发生是否得到及时地发现和处理。

4. 潜在并发症：血红蛋白尿

🔗 **相关因素**

行经皮腔内机械性血栓清除术治疗可导致红细胞破坏。

🕒 **预期目标**

患者行经皮腔内机械性血栓清除术后未出现血红蛋白尿，或一旦发生，能够及时地发现和处理。

👤 **护理措施**

（1）患者术后返回病房，遵医嘱及时补液治疗，行局部麻醉且心功能正常的患者，应告知患者饮水量保持 1 500～2 000ml/d，密切关注患者尿液的颜色、性质及量的变化。

（2）患者术后出现血红蛋白尿后，应遵医嘱予生理盐水水化或 5% 碳酸氢钠静脉滴注碱化尿液，避免溶血引起急性肾小管堵塞。

（3）观察患者 24h 尿量、颜色，遵医嘱留取尿标本监测患者尿液 pH 值。如患者在短时间内出现血肌酐、尿素升高，尿量减少，需立即通知医生，警惕急性肾功能衰竭的发生，必要时遵医嘱行血液净化治疗。

☆ **效果评价**

患者行经皮腔内机械性血栓清除术后是否出现血红蛋白尿，或一旦发生是否得到及时地发现和处理。

5. 其他： 参见第一章第一节血管外科各种疾病腔内手术护理问题术后常见护理问题中相关内容。

肠系膜静脉血栓形成

一、术前常见护理问题

1. 疼痛

🔗 相关因素

肠系膜静脉内血栓形成引起血液回流障碍,肠黏膜充血、水肿,进而发生肠黏膜缺血,导致腹痛。

◎ 预期目标

患者住院期间主诉腹部疼痛减轻或消失。

👤 护理措施

(1)动态评估患者腹痛的具体部位、程度、性质、持续时间、有无伴随症状等,并将评估结果及时汇报医生。

(2)遵医嘱给予抗凝、溶栓药物治疗。用药期间,遵医嘱定期监测凝血指标,注意观察患者有无皮肤、黏膜(口腔、鼻腔)、消化道、泌尿系统等部位出血表现。

(3)必要时遵医嘱使用镇静、镇痛药物,做好患者和家属心理护理,取得配合。为患者提供充足的休息时间,安静的休息环境。

(4)结合患者的病情严重程度进行相应的饮食指导,腹痛、腹胀明显者,遵医嘱禁食、禁饮;症状缓解后,从饮水开始,逐渐过渡到流质、半流质饮食、软食和普食。

（5）及时评估患者是否出现持续腹部疼痛、腹胀加剧及肠鸣音消失。如发生肠坏死，及时配合医生做好肠切除手术术前准备。

☆ 效果评价

患者住院期间腹痛是否减轻或消失。

2. 营养失调：低于机体需要量

参见第一章第二节血管外科各种疾病开放手术护理问题术后常见护理问题中相关内容。

3. 潜在并发症：水、电解质平衡紊乱

⑦ 相关因素

（1）腹痛明显的患者，治疗期间禁食、禁饮。

（2）呕吐、腹泻导致大量水、电解质丢失。

（3）未及时按机体需要量补充足够的水、电解质。

（4）肠坏死导致全身感染，机体处于高代谢状态。

⑥ 预期目标

患者住院期间未发生水、电解质平衡紊乱，或一旦发生，能够及时地发现和处理。

⑧ 护理措施

（1）记录患者 24h 出入量，对于行胃肠减压的患者，应准确记录胃液的颜色、性质、量。

（2）遵医嘱及时静脉补液。

（3）定期监测患者血检验指标，查看患者有无电解质紊乱。根据血检验结果，针对性补充电解质。补充电解质时，注意相应原则。如低钾血症患者补钾时应注意：①见尿补钾

（一般尿量＞40ml/h）。②补钾浓度，外周静脉＜0.3%，中心静脉＜3%。③含钾溶液静脉注射时应＜1.5g/h 即＜20mmol/h。④每日补钾不超过 15g。⑤能口服者尽量口服。

（4）对于呕吐、腹泻患者，积极配合医生查找病因，对因处理同时补充相应电解质。

（5）及时评估患者有无低钾、低钠等电解质紊乱的表现。

☆ 效果评价

患者住院期间是否发生水、电解质平衡紊乱，或一旦发生是否得到及时地发现和处理。

4. 潜在并发症：肠坏死

🔗 相关因素

肠系膜静脉内血栓形成导致血液回流障碍，肠壁缺血进行性加重，继发肠管水肿、坏死。

🎯 预期目标

患者住院期间未发生肠坏死，或一旦发生，能够及时地发现和处理。

👤 护理措施

（1）未明确诊断前应慎用镇痛药，以免掩盖病情。

（2）病情严重者遵医嘱禁食、禁饮，必要时胃肠减压，以减轻肠管负担，减轻或缓解腹痛、腹胀。

（3）向患者及家属讲解可能发生肠坏死的原因、注意事项等，使其理解并配合。

（4）遵医嘱予抗凝治疗，并及时观察用药后有无出血表现。

（5）观察患者大便的颜色、性质及量，如有异常及时送检。

（6）患者出现以下情况时，需做好剖腹探查的术前准备工作：①腹痛加剧，腹痛持续未见缓解。②腹痛、腹肌紧张，同时伴有恶心、呕吐、发热等腹膜炎表现。③腹膜穿刺抽出血性液体。④休克表现。⑤大量呕血或血便。⑥体温持续升高。

☆ **效果评价**

患者住院期间是否发生肠坏死，或一旦发生是否得到及时地发现和处理。

5. 其他：参见第一章第一节血管外科各种疾病腔内手术护理问题术前常见护理问题中相关内容。

二、术后常见护理问题

（一）腔内手术

1. 潜在并发症：肠梗阻

  ∂ **相关因素**

（1）溶栓或抗凝不足致血栓残留或再发血栓，导致肠道局部血运循环受阻。

（2）术后电解质紊乱导致肠麻痹。

（3）肠道炎症反应。

  ◎ **预期目标**

患者住院期间未发生肠梗阻，或一旦发生，能够及时地发现和处理。

  🗓 **护理措施**

（1）术后予患者禁食、禁饮和胃肠减压，及时监测患者体温，关注患者白细胞计数等炎性指标。

（2）正确使用溶栓及抗凝药物，必要时遵医嘱调整药物剂量，用药期间注意倾听患者主诉，观察患者有无腹痛、恶心、呕吐和排便、排气停止等表现，同时关注患者电解质的变化。

（3）一旦患者出现肠梗阻表现，护士需及时观察胃肠减压的情况并记录好引流液的颜色、性质、量，同时遵医嘱予肠外营养支持。当患者出现呕吐时，需指导患者头偏向一侧，及时清除口、鼻腔呕吐物，以免误吸引起吸入性肺炎或窒息，同时遵医嘱予补充液体和电解质，防止出现脱水和电解质紊乱；当患者腹痛症状难以缓解，可遵医嘱使用解痉药物，及时评估患者的腹部症状和体征。当出现持续性腹部剧烈疼痛，局部有固定压痛或压痛明显的不对称肿块且伴有血性呕吐物或排泄物时，应警惕出现绞窄性肠梗阻，需立即汇报医生及时处理。当发现肠坏死时，护理措施参见本节术前常见护理问题中相关内容。

☆ 效果评价

患者住院期间是否发生肠梗阻，或一旦发生是否得到及时地发现和处理。

2. 潜在并发症：下肢动脉栓塞（经肠系膜上动脉置管溶栓术）

🔗 相关因素

（1）置管过程中不稳定斑块或附壁血栓的脱落。

（2）抗凝药物使用不足。

（3）患者有房颤病史。

（4）患者血液高凝状态。

🎯 预期目标

患者行经肠系膜上动脉置管溶栓术后未发生下肢动脉栓

塞，或一旦发生，能够及时地发现和处理。

🔍 护理措施

（1）观察患者有无突发的下肢剧烈疼痛、皮肤苍白、动脉搏动减弱或消失、皮温降低、感觉异常、麻木等下肢急性缺血的表现，注意倾听患者主诉。

（2）若患者仅出现足趾局部青紫表现，护士需向患者及家属说明发生的原因，遵医嘱使用抗凝、抗血小板等药物。

（3）若患者发生急性动脉栓塞，需立即通知医生，确诊后做好急诊手术的准备。

☆ 效果评价

患者经肠系膜上动脉置管溶栓术后是否发生下肢动脉栓塞，或一旦发生是否得到及时地发现和处理。

3. 潜在并发症：肾动脉栓塞（经肠系膜上动脉置管溶栓术）

🔗 相关因素

（1）置管过程中不稳定斑块或附壁血栓的脱落。

（2）抗凝药物使用不足。

（3）患者有房颤病史。

（4）患者血液高凝状态。

◎ 预期目标

患者行经肠系膜上动脉置管溶栓术后未发生肾动脉栓塞，或一旦发生，能够及时地发现和处理。

🔍 护理措施

（1）观察患者是否突然出现剧烈的腹痛或腰背部疼痛、恶心、呕吐的表现；对于有房颤病史的患者，护士应及时监测心电图变化，必要时遵医嘱给药控制心室率，并规范使用抗凝药物。

（2）密切观察患者有无血尿、少尿或无尿，监测尿素、肌酐等检验指标的变化。

（3）应动态监测患者肾功能的变化，必要时遵医嘱调整抗凝及溶栓药物使用剂量和／或频次。

（4）当患者出现持续的腹痛或腰背部剧烈疼痛时，护士需做好疼痛的部位、性质和持续时间的评估，并及时汇报医生，遵医嘱使用镇痛药物；严密监测患者血压是否升高，必要时遵医嘱使用降压药物；并做好患者腔内介入手术的术前准备。

☆ 效果评价

患者经肠系膜上动脉置管溶栓术后是否发生肾动脉栓塞，或一旦发生是否得到及时地发现和处理。

4. 有溶栓导管堵塞的危险

参见第二章第二节下肢深静脉血栓形成术后常见护理问题中相关内容。

5. 潜在并发症：溶栓导管相关性感染

参见第二章第二节下肢深静脉血栓形成术后常见护理问题中相关内容。

6. 其他：参见第一章第一节血管外科各种疾病腔内手术护理问题术后常见护理问题中相关内容。

（二）开放手术

参见第一章第二节血管外科各种疾病开放手术护理问题术后常见护理问题中相关内容。

门静脉血栓形成

一、术前常见护理问题

1. 腹痛

⚯ 相关因素

（1）门静脉血液回流受阻导致门静脉压力增高，继发性引起肠系膜静脉血栓形成，从而导致肠道淤血甚至肠坏死，引起腹痛。

（2）门静脉血栓形成继发性引起脾静脉血栓形成，导致脾区疼痛。

⚲ 预期目标

患者住院期间主诉腹部疼痛减轻或消失。

⚇ 护理措施

参见第二章第三节肠系膜静脉血栓形成术前常见护理问题疼痛中护理措施。

☆ 效果评价

患者住院期间腹痛是否减轻或消失。

2. 体液过多

⚯ 相关因素

（1）门静脉血栓形成后导致肝功能受损，导致白蛋白合成减少，血浆胶体渗透压降低，使血浆外渗形成腹水。

（2）肝静脉回流受阻，肝内淋巴液生成增加，超过胸导管引流能力，淋巴管内压力增高，大量淋巴液渗出至腹腔。

（3）有效循环血容量不足，使肾血流减少，肾素 - 血管紧张素 - 醛固酮系统被激活，肾小球滤过率降低，对水和钠的重吸收增加。

⏱ 预期目标

患者住院期间腹围减少，腹水量减少。

🧍 护理措施

（1）动态监测患者空腹时腹围变化，定期通过腹部体格检查判断腹水量情况。

（2）定时测量患者的体重。

（3）遵医嘱使用保肝药物，并做好药物疗效及不良反应观察。

（4）做好心理护理，为患者讲解疾病知识，安慰患者，加强护患沟通等，缓解患者因疾病所致腹痛、乏力等不适产生的焦虑等情绪。

（5）遵医嘱使用利尿剂，使用利尿剂期间应定期监测患者电解质及肾功能，防止电解质紊乱，尤其警惕出现低钾血症。

☆ 效果评价

患者住院期间腹围是否减少，腹水量是否减少。

3. 潜在并发症：消化道出血

🔗 相关因素

（1）门静脉高压引起食管 - 胃底静脉曲张破裂出血。

（2）使用抗凝药物。

⊙ 预期目标

患者住院期间未出现消化道出血，或一旦发生，是否得到及时地发现和处理。

⚇ 护理措施

（1）使用抗凝药物期间加强患者出血并发症的评估和观察。及时评估患者腹部症状和体征，观察患者有无呕血、黑便、腹胀、面色苍白等表现。一旦出现上述情况，立即汇报医生，警惕消化道大出血。

（2）慢性少量出血者可遵医嘱使用缩血管、促凝血药物，并做好药物疗效及不良反应观察。

（3）急性大量出血者应立即给予仰卧位、头偏向一侧，头及双下肢抬高 $15° \sim 30°$；吸氧，保持呼吸道通畅；评估出血量。建立两路静脉通道，遵医嘱予垂体后叶素、生长抑素药物治疗，以降低门静脉压力及血流量，控制出血，予患者备血、导尿、记录出入量；必要时行内镜下止血或三腔二囊管压迫止血，立即送手术室手术。

（4）避免引起腹内压增高因素，如剧烈咳嗽、用力排便、提举重物等，以免诱发消化道大出血。

（5）指导患者合理饮食，避免粗糙、干硬、带骨、油炸及辛辣等食物。多食新鲜蔬菜、含果胶丰富的水果，如芒果、香蕉等，保持大便通畅。活动性出血者禁食。

☆ 效果评价

患者住院期间是否发生消化道出血，或一旦发生是否得到及时地发现和处理。

4. 其他：参见第一章第一节血管外科各种疾病腔内手术护理问题术前常见护理问题中相关内容。

二、术后常见护理问题

1. 潜在并发症：肺栓塞

🔗 **相关因素**

（1）门静脉血栓脱落通过门体侧支循环进入体循环，最终到达肺动脉。

（2）肠缺血导致细菌和内毒素入血，引发全身炎症反应和凝血亢进。

🎯 **预期目标**　👤 **护理措施**　☆ **效果评价**

参见第二章第二节下肢深静脉血栓形成术后常见护理问题中相关内容。

2. 潜在并发症：肠坏死

参见第二章第三节肠系膜静脉血栓形成术前常见护理问题中相关内容。

3. 潜在并发症：急性左心衰竭

🔗 **相关因素**

（1）术后门静脉血流直接分流进入体循环，导致回心血量增加。

（2）术后体液管理不当。

🎯 **预期目标**

患者术后未出现心功能不全，或一旦发生，能够及时地发现和处理。

护理措施

（1）严密监测患者生命体征，遵医嘱予持续低流量吸氧。给予患者少量多餐，进食低盐、低脂、清淡、易消化的食物，避免过饱。

（2）术后严格控制输液量及输液速度。患者一旦出现呼吸困难、脉速、心悸、大汗、面色苍白、咳粉红色泡沫痰，应该立即给予高流量吸氧，遵医嘱使用强心、利尿、扩血管等药物。

☆ 效果评价

患者术后是否发生急性左心衰竭，或一旦发生是否得到及时地发现和处理。

4. 其他： 参见第一章第一节血管外科各种疾病腔内手术护理问题术后常见护理问题中相关内容。

第五节
布 - 加综合征

一、术前常见护理问题

1. 活动无耐力

🔗 **相关因素**

（1）心输出量减少、腹胀。

（2）疾病导致患者自身体力和耐受力下降。

◎ **预期目标**

患者术前在护士协助下完成日常生活自理活动，如饮食、洗漱、排便。

👤 **护理措施**

（1）评估患者目前的活动程度和休息方式，根据患者实际情况制订活动计划并实施。

（2）指导和协助患者进行日常生活自理活动，鼓励其尽可能完成力所能及的事情。

（3）保持舒适体位，注意劳逸结合，避免劳累和剧烈活动，保证充足的睡眠。下肢肿胀者，建议卧床休息，抬高患肢，以利于静脉血液回流。

☆ **效果评价**

患者术前日常生活需要是否得到及时满足。

2. 营养失调：低于机体需要量

 相关因素

（1）腹水，大量蛋白质丢失。

（2）胃肠道淤血，患者消化不良。

（3）肠道吸收/代谢障碍，恶心、呕吐。

 预期目标

（1）入院 3d 内通过营养支持，患者营养失调得以纠正。

（2）患者住院期间食欲有所改善。

 护理措施

（1）评估患者入院时的体重、营养状况、食欲和饮食摄入量。

（2）根据患者疾病及并发症的不同，向患者解释摄取营养物质的重要意义，制订个性化膳食需求计划。

（3）鼓励患者进食高蛋白、高热量、高维生素、低脂、无渣饮食。对于合并肝硬化的患者，应避免进食粗糙、过硬、带骨、油炸以及辛辣食物，饮食不宜过热，以免损伤食管黏膜而诱发上消化道出血。告知患者应小口进食，细嚼慢咽。

（4）对于营养不良的患者，必要时遵医嘱进行胃肠外营养。

（5）观察患者的进食量，每周固定时间称体重，定期监测血白蛋白、红细胞计数、电解质等营养指标的变化。

（6）病情允许的情况下，鼓励患者适当活动，以促进肠蠕动。

（7）创造一个良好的进食环境，保证食物的色、香、味，以增进患者的食欲，必要时按医嘱给予助消化药。进食前、进食中不做引起疼痛不适的治疗、护理和检查。

（8）根据病情遵医嘱给予护肝、利尿、纠正低蛋白血症及电解质紊乱的药物，如输注新鲜血液、血浆、白蛋白；如有消化道出血的患者应禁食，出血停止 24 ~ 48h 后，可进少量流质饮食。

☆ 效果评价

患者在 3d 内各项营养指标是否维持在正常范围，食欲是否有所改善。

3. 体液过多

参见第二章第四节门静脉血栓形成术前常见护理问题中相关内容。

4. 其他：参见第二章第四节门静脉血栓形成术前常见护理问题中相关内容。

二、术后常见护理问题

1. 潜在并发症：腹腔出血

🔗 相关因素

（1）血管开通术中穿刺针、导丝或导管等穿破下腔静脉壁或肝包膜，或误入交通支行球囊扩张导致血管破裂。

（2）采用直径过大的球囊扩张下腔静脉或肝静脉。

🕐 预期目标

患者术后未发生腹腔内出血，或一旦发生，能够及时地发现和处理。

👤 护理措施

（1）严密监测患者生命体征，尤其是血压、心率的变化。

（2）观察患者有无腹部剧烈疼痛、腹部肌肉紧张、压痛、反跳痛、进行性腹部膨隆等腹腔出血表现。

（3）怀疑腹腔出血时，行抗凝治疗者立即停用抗凝药物，协助医生尽快行腹部彩超或计算机断层扫描（computed tomography，CT）检查确诊。同时建立静脉通道，遵医嘱补液，必要时进行血型交叉配血、输血，做好手术止血准备。

☆ 效果评价

患者术后是否发生腹腔出血，或一旦发生是否得到及时地发现和处理。

2. 潜在并发症：支架内血栓形成

🔗 相关因素

（1）术中操作时间过长，抗凝药物使用不足。

（2）支架植入过程中导致血管壁受到损伤。

⊙ 预期目标

患者术后未发生支架内血栓形成，或一旦发生，能够及时地发现和处理。

👤 护理措施

（1）遵医嘱规范使用抗凝药物，注意观察全身皮肤有无淤血、瘀斑，伤口敷料有无渗血。

（2）及时评估患者有无腹部疼痛等不适主诉，并遵医嘱对症处理。

☆ 效果评价

患者术后是否发生支架内血栓形成，或一旦发生是否得到及时地发现和处理。

3. 潜在并发症：肝性脑病

🔗 **相关因素**

（1）年龄 > 65 岁患者。

（2）术前合并肝功能不全。

（3）既往肝性脑病病史。

（4）术后便秘、药物使用不当、蛋白摄入过多等。

⏱ **预期目标**

患者术后未发生肝性脑病，或一旦发生，能够及时地发现和处理。

👤 **护理措施**

（1）术后密切监测患者生命体征、肝功能及血氨指标。观察患者有无嗜睡、烦躁、谵妄、视力模糊或复视、定向力障碍、性格和行为改变等肝性脑病先兆表现。如出现血氨升高伴先兆表现提示发生肝性脑病，应立即告知医生。

（2）对于精神紊乱、躁动不安患者加强巡视并做好安全管理，如专人看护、采取床栏等保护性措施，必要时使用约束用具。

（3）去除和避免诱发因素，避免使用睡眠和麻醉药物；避免快速利尿和大量放腹水。保持大便通畅，防止便秘，需要灌肠时使用弱酸性或生理盐水，忌用碱性溶液。

（4）遵医嘱进行积极的保肝治疗。

（5）一旦患者发生肝性脑病时，急性期应禁食蛋白质，予以葡萄糖保证能量供应，慢性肝性脑病患者蛋白质摄入量控制在 $1 \sim 1.5 g/kg \cdot d$。同时对于肝性脑病出现昏迷患者加强口腔、皮肤等基础护理，预防并发症发生。

☆ 效果评价

患者术后是否发生肝性脑病，或一旦发生是否得到及时地发现和处理。

4. 潜在并发症：心功能不全

🔗 相关因素

术后大量淤滞在门静脉、腔静脉的血液回流至心脏。

🕒 预期目标

患者术后未发生心功能不全，或一旦发生，能够及时地发现和处理。

👤 护理措施

（1）观察患者有无心率加快、胸闷、气促、心悸等表现。

（2）予以低盐低脂清淡饮食，鼓励患者多食新鲜蔬菜、水果。

（3）做好心理护理，保持患者心情舒畅，避免焦虑、惊恐、愤怒等不良情绪。

（4）必要时遵医嘱使用强心药、利尿剂、血管扩张药等减轻患者心脏负担，并限制液体入量，记录 24h 出入量。

☆ 效果评价

患者术后是否发生心功能不全，或一旦发生是否得到及时地发现和处理。

5. 其他： 参见第二章第四节门静脉血栓形成术后常见护理问题中相关内容。

第六节
左肾静脉压迫综合征

一、术前常见护理问题

1. 活动无耐力

   🔗 相关因素

（1）长期血尿导致贫血。

（2）长期蛋白尿导致低蛋白血症。

   🎯 预期目标

患者住院期间活动耐力提高，能完成日常生活自理活动，如饮食、洗漱、排便等。

   👤 护理措施

（1）评估患者入院时的活动程度和休息方式。

（2）循序渐进地进行活动耐力试验，与患者一起制订活动计划，内容包括运动方式、频率、持续时间、运动强度及注意事项等。

（3）协助患者进行日常生活自理活动，鼓励其尽可能做力所能及的事情。

（4）适当活动，注意劳逸结合，避免剧烈运动，保证充足的睡眠。有严重血尿的患者，建议其卧床休息。

（5）指导患者床上翻身，下床活动时需要有人搀扶，防止出血、体位性低血压等原因导致跌倒发生。

患者住院期间日常活动量增加且不感疲乏。

2. 疼痛

𝒪 相关因素

（1）左肾静脉周围自主神经受到机械压迫或炎症刺激。

（2）左肾静脉回流障碍导致左肾静脉压力增高，肾脏及周围组织淤血肿胀，刺激神经末梢。

☺ 预期目标

患者住院期间主诉疼痛减轻或消失。

♐ 护理措施

（1）动态评估疼痛的具体部位、程度、性质、持续时间，有无伴随症状等。向患者及家属解释腹痛、腰痛的原因及疼痛特点。

（2）指导患者尽量卧床休息，必要时遵医嘱使用镇痛药物，做好药物疗效及不良反应观察。

☆ 效果评价

患者住院期间是否主诉疼痛减轻或消失。

3. 直立调节障碍

𝒪 相关因素

（1）左肾静脉受压，血液回流受阻导致患者基础血压偏低。

（2）左肾上腺静脉血液回流障碍引起左肾上腺功能障碍，导致一过性艾迪生病样症状及自主神经功能障碍。

☺ 预期目标

患者住院期间未出现跌倒等不良事件。

护理措施

（1）倾听患者主诉，一旦患者出现头晕、不良视听刺激时恶心、站立时恶心或晕厥等直立调节障碍表现，应建议患者卧床休息。

（2）指导患者避免突然体位改变，减少长时间站立。一旦出现头晕或晕厥前兆，立即坐下或蹲下防止跌倒等不良事件发生。

（3）密切监测患者生命体征，做好对症处理，必要时遵医嘱予以心电监护，并做好护理记录。

效果评价

患者住院期间是否出现直立性调节障碍，有无跌倒等不良事件发生。

4. 营养失调：低于机体需要量

相关因素

（1）长期血尿导致贫血。

（2）长期蛋白尿导致低蛋白血症。

预期目标

患者住院期间贫血、低蛋白血症得以纠正。

护理措施

（1）正确留取 24h 尿标本进行尿蛋白评估，并告知留取标本的意义。

（2）遵医嘱抽取血标本，检测血红蛋白和血浆白蛋白，给予患者含铁丰富、高维生素、优质蛋白饮食。对于重度贫血患者，遵医嘱予以输注血制品。

（3）做好患者的心理护理，避免患者因反复血尿导致抑郁和焦虑。

☆ 效果评价

患者住院期间贫血、低蛋白血症是否得到纠正。

5. 其他： 参见第一章第一节血管外科各种疾病腔内手术护理问题术前常见护理问题中相关内容。

二、术后常见护理问题

（一）腔内手术

左肾静脉支架植入术术后护理问题参见第一章第一节血管外科各种疾病腔内手术护理问题术后常见护理问题中相关内容。

（二）开放手术

肠系膜上动脉移位术、左肾静脉下移术等术后护理问题参见第一章第二节血管外科各种疾病开放手术护理问题术后常见护理问题中相关内容。

第七节
髂静脉压迫综合征

一、术前常见护理问题

1. 下肢肿胀

🔗 **相关因素**

髂静脉受压引起静脉血液回流障碍。

🕒 **预期目标**

患者入院 3d 内肢体肿胀减轻。

👤 **护理措施**

参见第二章第二节下肢深静脉血栓形成术前常见护理问题中相关内容。

☆ **效果评价**

患者肢体肿胀是否减轻。

2. 疼痛

🔗 **相关因素**

髂静脉受压使血液回流障碍，进一步导致患肢水肿使肢体出现胀痛、沉重感或溃疡。

🕒 **预期目标**

患者入院 3d 内主诉疼痛程度减轻或消失。

护理措施

参见第二章第二节下肢深静脉血栓形成术前常见护理问题中相关内容。

效果评价

患者入院 3d 内是否主诉疼痛程度减轻或消失。

3. 潜在并发症：肺栓塞

相关因素

髂静脉受压合并下肢深静脉血栓形成，过早下床活动或下肢剧烈活动等使下肢深静脉内的血栓脱落，随血液循环堵塞肺动脉。

预期目标　护理措施　效果评价

参见第二章第二节下肢深静脉血栓形成术前常见护理问题中相关内容。

4. 其他： 参见第一章第一节血管外科各种疾病腔内手术护理问题术前常见护理问题中相关内容。

二、术后常见护理问题

1. 潜在并发症：支架内血栓形成

相关因素

患者术后抗凝不足。

预期目标

患者术后未发生支架内血栓形成，或一旦发生，能够及时地发现和处理。

🧑 护理措施

（1）指导患者遵医嘱应用抗凝药物，勿随意调整药物剂量或自行停药，观察用药反应，必要时监测凝血相关指标。

（2）指导患者出院后应定期复查，如出现下肢肿胀、疼痛等情况应予以重视，及时就诊。

☆ 效果评价

患者术后是否发生支架内血栓形成，或一旦发生是否得到及时地发现和处理。

2. 其他： 参见第二章第二节下肢深静脉血栓形成术后常见护理问题中相关内容。

第八节
K-T 综合征

一、术前常见护理问题

1. 疼痛、皮肤完整性受损、知识缺乏（特定的）、潜在并发症：曲张静脉破裂出血等参见第二章第一节下肢浅静脉曲张术前常见护理问题中相关内容。

2. 其他：参见第一章第一节血管外科各种疾病腔内手术护理问题术前常见护理问题中相关内容。

二、术后常见护理问题

1. 浅静脉曲张患者术后护理问题参见第二章第一节下肢浅静脉曲张术后常见护理问题中相关内容。

2. 皮肤血管瘤（痣）患者术后护理问题参见第四章第二节体表血管瘤术后常见护理问题中相关内容。

3. 患肢过度生长、肥大同时合并动静脉瘘患者术后护理问题参见第四章第一节动静脉瘘术后常见护理问题中相关内容。

第三章
动脉疾病

第一节
颈动脉狭窄

一、术前常见护理问题

1. 有跌倒 / 坠床的危险

🔗 相关因素

（1）疾病发生发展导致的肢体活动障碍、意识障碍、视力模糊、平衡失调以及突发眩晕等。

（2）患者身体虚弱。

⏱ 预期目标

患者住院期间无跌倒 / 坠床发生，或一旦发生，能够及时地发现和处理。

👥 护理措施

（1）详细了解患者疾病进程，对于有视力模糊、行走不便、头晕和头痛等情况的患者，告知其尽量卧床休息，告知家属 24h 陪护，护士协助做好生活护理。

（2）向患者及家属介绍病区环境，嘱有下床活动能力的患者下床着防滑鞋，缓慢行走，尤其在卫生间、开水间等地面易潮湿场所。

（3）在病区易潮湿场所放置防跌倒醒目标识，铺防滑垫。

（4）评估患者营养情况和自理能力，对于跌倒高危人群可分别在床头、手腕识别带粘贴标识，虚弱患者和长时间卧床患者使用床挡，保证患者安全。

（5）告知患者若在活动过程中出现头晕、黑矇等突发情况，应立即就地休息，及时呼叫医护人员。

☆ 效果评价

患者住院期间是否发生跌倒/坠床，或一旦发生是否得到及时地发现和处理。

2. 缺血性脑卒中

🔗 相关因素

（1）疾病进展导致的脑部缺血、缺氧。

（2）颈部动脉硬化斑块脱落。

🕲 预期目标

患者术前生活需求得到及时满足，未出现压力性损伤、误吸等不良事件。

👤 护理措施

（1）密切观察患者生命体征变化，评估患者有无一侧肢体活动障碍、吞咽困难、言语不清等表现。

（2）对于偏瘫患者，护士在其卧床期间应予良肢位，协助患者进行偏瘫肢体关节活动和肌肉训练。

（3）必要时予患者使用减压床垫，保持患者皮肤清洁、干燥，每 1~2h 予翻身、叩背 1 次，注意观察患者受压部位皮肤是否完好，以预防压力性损伤的发生。

（4）对于存在吞咽困难的患者，护士在患者进食时注意观察有无误吸风险，动态评估患者营养状况，必要时遵医嘱予肠内和/或肠外营养。

（5）加强巡视和照护，将呼叫器放在患者容易拿到的地方，及时满足患者的生活需求。

☆ 效果评价

患者术前生活需求是否得到及时满足，是否出现压力性损伤、误吸等不良事件。

3. 其他： 参见第一章第一节血管外科各种疾病腔内手术护理问题术前常见护理问题中相关内容。

二、术后常见护理问题

（一）腔内手术

1. 潜在并发症：迷走神经反射

⚲ 相关因素

（1）患者颈动脉狭窄病变位于或邻近（≤1cm）颈动脉窦。

（2）患者颈动脉窦调节能力弱，支架植入或球囊扩张直接刺激颈动脉窦，有效循环血量不足。

（3）患者术后尿潴留。

（4）患者术前过度紧张。

◎ 预期目标

患者术后未发生迷走神经反射，或一旦发生，能够及时地发现和处理。

⚲ 护理措施

（1）做好患者及家属疾病相关知识健康教育，使其了解手术过程及配合要点，做好心理护理，消除患者紧张、恐惧情绪。

（2）护士应指导患者术前练习床上排尿，必要时术后予患者留置尿管，防止尿潴留发生。

（3）术中备好急救用物，一旦患者出现心率、血压下降等情况，遵医嘱给予急救处理。

（4）术后严密监测患者生命体征变化，必要时予以患者床边心电监护，观察血压和心率波动情况。当出现血压下降、心率下降、恶心、呕吐等迷走神经反射表现时，对症处理，遵医嘱使用血管活性药物，保证血压收缩压 ≥ 90mmHg，心率 ≥ 60 次/min。

（5）如患者出现恶心、呕吐等胃肠道反应时，护士应将患者头偏向一侧并及时清除口腔分泌物，避免误吸，必要时遵医嘱使用抑制胃酸分泌、止吐药物，监测电解质、生化等血检验指标，根据检验结果对症处理。

☆ 效果评价

患者术后是否发生迷走神经反射，或一旦发生是否得到及时地发现和处理。

2. 潜在并发症：高灌注综合征

     ⚓ 相关因素

（1）患者脑血管自主调节功能受损，颈动脉重度狭窄。

（2）患者既往有脑卒中病史；颅内侧支循环不良；willis 环不完整。

（3）患者高龄；糖尿病；术后高血压等。

     ◎ 预期目标

患者术后未发生高灌注综合征，或一旦发生，能够及时地发现和处理。

护理措施

（1）密切观察患者有无头晕、头痛、恶心、喷射状呕吐、视物模糊、意识障碍、神志不清等高灌注综合征的表现，如有异常，及时汇报医生处理。

（2）观察患者生命体征变化，维持患者血压平稳，将收缩压维持在 100～120mmHg，避免血压大幅度波动，必要时遵医嘱给予降压药物。

（3）遵医嘱予患者甘油果糖、甘露醇等降低颅内压的药物，观察药物疗效，并评估有无不良反应的发生。

（4）做好患者心理护理，动态观察患者神志是否清楚，出现异常及时汇报医生，注意对患者进行约束性保护，必要时遵医嘱使用镇静药物。

效果评价

患者术后是否发生高灌注综合征，或一旦发生是否得到及时地发现和处理。

3. 潜在并发症：急性缺血性脑卒中

相关因素

（1）术中动脉硬化斑块脱落。

（2）术后支架内急性血栓形成。

（3）术中或术后低血压。

（4）围手术期抗凝不足。

预期目标

患者术后未发生急性缺血性脑卒中，或一旦发生，能够及时地发现和处理。

👥 护理措施

（1）密切观察患者的血压变化，必要时遵医嘱补液或使用升压药物治疗。

（2）遵医嘱使用抗血小板、抗凝药物，并观察有无出血表现。

（3）动态评估患者有无突发头晕、头痛、肢体活动障碍、意识障碍等表现，如出现上述表现，应及时汇报医生，必要时进行 CT 或磁共振成像（Magnetic Resonance Imaging，MRI）检查。

（4）一旦发生急性缺血性脑卒中，密切观察患者生命体征变化，评估患者有无偏瘫、吞咽困难、言语表达不清等表现。必要时做好静脉溶栓或取栓手术前准备。具体护理措施参见本节术前常见护理问题中相关内容。

☆ 效果评价

患者术后是否发生缺血性脑卒中，或一旦发生是否得到及时地发现和处理。

4. 其他： 参见第一章第一节血管外科各种疾病腔内手术护理问题术后常见护理问题中相关内容。

（二）开放手术

1. 潜在并发症： 高灌注综合征

🔗 相关因素

参见本节腔内手术术后常见护理问题中相关内容。

⏱ 预期目标

参见本节腔内手术术后常见护理问题中相关内容。

护理措施

（1）术后予患者半卧位，床头抬高30°。

（2）其他参见本节腔内手术术后常见护理问题中相关内容。

效果评价

参见本节腔内手术术后常见护理问题中相关内容。

2. 潜在并发症：急性缺血性脑卒中

相关因素

（1）术中颈动脉阻断时间较长。

（2）术者操作不当，导致颈动脉血流阻断开放后颈动脉斑块脱落。

（3）术中或术后低血压。

（4）抗凝不足导致急性血栓形成。

预期目标　护理措施　效果评价

参见本节腔内手术术后常见护理问题中相关内容。

3. 潜在并发症：神经损伤

相关因素

（1）术中牵拉或直接损伤神经。

（2）术后切口处血肿形成或切口局部水肿及切口瘢痕压迫。

预期目标

患者术后未发生神经损伤，或一旦发生，能够及时地发现和处理。

护理措施

（1）观察患者有无神经损伤相关表现，如声音嘶哑、饮水呛咳、吞咽困难等，如有出现，及时告知医生进行病情评估。

（2）遵医嘱给予患者使用营养神经药物。

（3）对于神经损伤的患者，了解其神经损伤的程度，遵医嘱给予对症处理。对于吞咽困难的患者，进食时给予半坐卧位，床头抬高 30°～60°，选择软食或糊状的黏稠食物，少量多餐，进餐后半坐卧位 30min 以上，避免食物反流，造成误吸。对于饮水呛咳的患者，应告知患者立即停止饮水，协助其清除口腔内容物，以防出现误吸，必要时床旁备吸痰盘。对于进食困难的患者，定期评估患者营养状况，根据营养评估结果遵医嘱予以肠内和／或肠外营养支持。

（4）加强患者和家属的心理护理，向患者和家属宣教神经损伤后可能出现的表现，告知患者和家属配合治疗对于康复的重要意义。

☆ 效果评价

患者术后是否发生神经损伤，或一旦发生是否得到及时地发现和处理。

4. 潜在并发症：窒息

🔗 相关因素

（1）术中局部止血不彻底，动脉缝合不严密。

（2）抗凝、抗血小板、活血化瘀等药物使用。

（3）术后患者颈部过度活动。

（4）引流管堵管等引起颈部切口出血或血肿，颈部血肿压迫气管可导致患者窒息。

🎯 预期目标

患者术后未发生窒息，或一旦发生，能够及时地发现和急救。

👤 护理措施

（1）术后抬高患者床头 20°~30° 以利于切口引流，床旁可备气管切开包篮。

（2）注意评估患者颈部伤口情况，观察切口有无渗血，颈部有无肿胀，气管是否偏移。指导患者保护颈部伤口的方法，告知患者避免大幅度转动颈部，勿用力咳嗽、咳痰，防止颈部过度活动引起伤口出血。

（3）监测患者生命体征变化，包括心率、血压、呼吸血氧饱和度。

（4）做好切口引流管的固定，保持引流通畅。

（5）如患者颈部切口出现少量渗血，应协助医生及时更换敷料，并在切口处予沙袋局部压迫。

（6）如颈部切口出血明显或短时间内切口引流管引流出大量鲜红色血液（引流量超过 100ml/h），应立即按压切口处，及时汇报医生，积极查找原因，协助医生对因处理，必要时做好手术止血准备。

（7）如出现颈部肿胀，密切观察肿胀范围及程度，当患者出现气管偏移或呼吸困难时，立即打开气管切开包，配合医生拆除颈部缝线，清除切口血肿，必要时协助医生气管插管。

☆ 效果评价

患者术后是否发生窒息，或一旦发生是否得到及时地发现和急救。

5. 其他：参见第一章第二节血管外科各种疾病开放手术护理问题术后常见护理问题中相关内容。

椎动脉狭窄

一、术前常见护理问题

1. 有跌倒 / 坠床的危险

🔗 **相关因素**

疾病导致的椎基底动脉供血不足，患者出现头晕、眩晕、站立不稳等情况，使跌倒 / 坠床的风险增加。

🎯 **预期目标** 👤 **护理措施** ☆ **效果评价**

参见第三章第一节颈动脉狭窄术前常见护理问题中相关内容。

2. 潜在并发症：缺血性脑卒中

🔗 **相关因素**

椎动脉重度狭窄导致脑后循环供血不足。

🎯 **预期目标** 👤 **护理措施** ☆ **效果评价**

参见第三章第一节颈动脉狭窄术前常见护理问题中相关内容。

3. 其他：参见第一章第一节血管外科各种疾病腔内手术护理问题术前常见护理问题中相关内容。

二、术后常见护理问题

1. 潜在并发症:高灌注综合征

参见第三章第一节颈动脉狭窄术后常见护理问题腔内手术中相关内容。

2. 潜在并发症:急性缺血性脑卒中

参见第三章第一节颈动脉狭窄术后常见护理问题腔内手术中相关内容。

3. 其他:参见第一章第一节血管外科各种疾病腔内手术护理问题术后常见护理问题中相关内容。

第三节
颈动脉体瘤

一、术前常见护理问题

参见第一章第二节血管外科各种疾病开放手术护理问题术前常见护理问题中相关内容。

二、术后常见护理问题

1. 潜在并发症：窒息

参见第三章第一节颈动脉狭窄术后常见护理问题开放手术中相关内容。

2. 潜在并发症：急性缺血性脑卒中

参见第三章第一节颈动脉狭窄术后常见护理问题开放手术中相关内容。

3. 潜在并发症：神经损伤

参见第三章第一节颈动脉狭窄术后常见护理问题开放手术中相关内容。

4. 其他：参见第一章第二节血管外科各种疾病开放手术护理问题术后常见护理问题中相关内容。

第四节
颅外段颈动脉瘤

一、术前常见护理问题

1. 潜在并发症：急性缺血性脑卒中

     🔗 相关因素

（1）瘤体内血栓脱落。

（2）抗凝不足导致急性血栓形成。

     ⏱ 预期目标　👤 护理措施　☆ 效果评价

     参见第三章第一节颈动脉狭窄术后常见护理问题中相关内容。

2. 其他： 参见第一章第一节血管外科各种疾病腔内手术护理问题术前常见护理问题中相关内容。

二、术后常见护理问题

（一）腔内手术

     参见第三章第一节颈动脉狭窄术后常见护理问题腔内手术中相关内容。

（二）开放手术

参见第三章第一节颈动脉狭窄术后常见护理问题开放手术中相关内容。

主动脉夹层

一、术前常见护理问题

1. 潜在并发症：主动脉破裂

🔗 相关因素

（1）疾病进展。

（2）血压控制不佳。

（3）心率过快。

（4）便秘、咳嗽、打喷嚏等导致腹内压增高。

（5）剧烈活动。

（6）情绪不稳定。

⊙ 预期目标

患者术前未发生主动脉破裂，或一旦发生，能够及时地发现和救治。

👤 护理措施

（1）严格控制血压，遵医嘱服用降压、减慢心率的药物，使收缩压控制在 100～120mmHg，心率在 60～80 次/min。

（2）动态评估患者疼痛程度，必要时使用镇静镇痛药物，并观察患者用药反应。

（3）给予低盐、低脂、高膳食纤维饮食，保持大便通畅，预防便秘，必要时可使用泻剂。

（4）为患者提供安静、舒适的病房休息环境，指导患者卧床休息为主，避免用力咳嗽、排便。

（5）做好患者心理护理，指导患者避免情绪波动。

（6）如患者出现血压骤升伴有突发疼痛或者血压迅速下降，应立即明确原因。一旦确诊为主动脉破裂，立即为患者建立静脉通道，遵医嘱快速大量补液，使用血管活性药物以维持有效循环血容量，密切监测生命体征，必要时做好急诊手术准备。

☆ 效果评价

患者术前是否发生主动脉破裂，或一旦发生是否得到及时地发现和救治。

2. 潜在并发症：脏器 / 组织缺血

∂ 相关因素

假腔中附壁血栓脱落。

⊙ 预期目标

患者术前未发生脏器 / 组织缺血，或一旦发生，能够及时地发现和处理。

♀ 护理措施

（1）关注患者神志及生命体征变化，尤其是血压波动情况，维持血压平稳。

（2）密切观察患者四肢活动度和末梢循环情况，评估双下肢皮肤温度、颜色、动脉搏动情况，有无疼痛的发生。

（3）观察患者尿液量、颜色及性质，有无腹、腰背部疼痛，关注有无便血情况。

（4）倾听患者不适主诉，及时汇报医生并对症处理。

☆ 效果评价

患者术前是否发生脏器 / 组织缺血，或一旦发生是否得到及时地发现和处理。

3. 其他：参见第一章第一节血管外科各种疾病腔内手术护理问题术前常见护理问题中相关内容。

二、术后常见护理问题

（一）腔内手术

1. 便秘

🔗 相关因素

（1）麻醉药、抗生素等药物应用。

（2）患者卧床时间长、活动量少，使胃肠蠕动减慢。

（3）排便环境、体位变化等影响患者排便规律。

⏱ 预期目标

患者在 2d 内可顺利排泄大便。

👤 护理措施

（1）给予患者提供良好的排便环境，注意保护患者隐私。

（2）在病情允许的情况下，指导患者多饮水，进食易消化食物，多食蔬菜、水果和富含膳食纤维的食物。

（3）卧床期间指导患者床上活动，协助患者翻身，促进肠道蠕动。

（4）必要时应用泻剂，关注患者应用后的效果。

☆ 效果评价

患者在 2d 内是否顺利排泄大便。

2. 潜在并发症：主动脉腔内修复术后综合征

🔗 相关因素

（1）移植物的异物反应，移植物对血细胞的机械破坏所导致的红细胞、血小板及凝血因子持续消耗。

（2）假腔血栓化。

（3）手术创伤引起非感染性炎性反应。

⏱ 预期目标

患者术后未发生主动脉腔内修复术后综合征，或一旦发生，能够及时地发现和处理。

👤 护理措施

（1）严密监测患者的血检验结果，包括白细胞计数、血小板计数、C 反应蛋白、血红蛋白等指标。

（2）遵医嘱使用糖皮质激素及非甾体类抗炎药物治疗。

（3）密切监测患者体温变化情况。如患者体温升高，但不高于 38℃，嘱患者多饮水，部分患者体温高于 38.5℃时，遵医嘱给予物理降温或药物降温，对于使用强效退热药的患者，警惕用药后患者因出汗过多发生脱水。

（4）血红蛋白低的患者可能产生头晕等表现，做好安全护理，指导患者多食含铁丰富食物，必要时遵医嘱给予输血。

（5）血小板计数低的患者有出血倾向，嘱患者卧床休息，密切观察患者全身有无瘀斑、大小便带血、牙龈出血等，必要时遵医嘱输注血小板。

☆ 效果评价

患者术后是否发生主动脉腔内修复术后综合征，或一旦发生是否得到及时地发现和处理。

3. 潜在并发症：主动脉破裂

🔗 相关因素

（1）主动脉壁病变（如合并结缔组织病、急性期主动脉壁水肿等）。

（2）术中操作不当、覆膜支架选择不当等因素导致主动脉夹层逆行撕裂。

（3）支架近远端新发撕裂口、内漏导致夹层假腔扩大破裂。

（4）术后血压控制不佳。

🎯 预期目标

患者术后未发生主动脉破裂，或一旦发生，能够及时地发现和处理。

👤 护理措施

参见本节术前常见护理问题中护理措施中相关内容。

☆ 效果评价

患者术后是否发生主动脉破裂，或一旦发生是否得到及时地发现和处理。

4. 潜在并发症：急性缺血性脑卒中

🔗 相关因素

（1）术中操作时主动脉弓部斑块或附壁血栓脱落。

（2）左椎动脉优势的左锁骨下动脉被覆盖。

（3）术中控制性低血压时间过长。

⊙ 预期目标　　👤 护理措施　　☆ 效果评价

参见第三章第一节颈动脉狭窄术后常见护理问题腔内手术中相关内容。

5. 潜在并发症：截瘫

🔗 **相关因素**

（1）术中隔绝肋间动脉、根最大动脉等脊髓主要供血动脉。

（2）术中支架覆盖范围＞15cm。

（3）围手术期低血压（收缩压＜90mmHg 或平均动脉压 ＜70mmHg）。

⊙ **预期目标**

患者术后未发生截瘫，或一旦发生，能够及时地发现和处理。

👤 **护理措施**

（1）密切观察患者双下肢活动度、肢体感觉，有无大小便失禁等情况。

（2）保持血压平稳，收缩压维持在 120~140mmHg，平均动脉压＞70mmHg。

（3）遵医嘱应用激素治疗，并做好药物疗效及不良反应的观察。

（4）必要时配合医生行脑脊液引流预防或控制截瘫的发生或发展。脑脊液引流期间护理要点包括：①严格无菌操作，妥善固定导管，做好标识，并告知患者脑脊液引流的重要性。②监测患者生命体征变化，定期评估下肢肌力、感觉，以及排便、排尿情况。③予患者取去枕平卧位，改变体位时，应暂时夹闭引流管。控制引流速度不超过 20ml/h。④询问患者有无头痛、眩晕、恶心等表现。⑤定期观察穿刺部位有无红肿和渗血渗液，以及引流液的颜色、性状和量，并每班记录。一旦有异常情况，立即通知医生。

（5）一旦发生截瘫，护士应及时观察患者双下肢血运情况，包括双下肢动脉搏动情况、皮肤颜色及温度，协助患者进行双下肢被动活动，以防出现肌肉萎缩和关节僵硬；保持足部功能位，避免足下垂。对于大小便失禁的患者，做好排便护理，保持骶尾部皮肤清洁干燥，协助翻身，预防压力性损伤的发生。

☆ 效果评价

患者术后是否发生截瘫，或一旦发生是否得到及时地发现和处理。

6. 潜在并发症：急性肾损伤

∂ 相关因素

（1）术前合并慢性肾脏疾病、术中使用对比剂。

（2）术中操作造成假腔中血栓脱落栓塞肾动脉。

（3）血容量不足。

（4）真假腔血液重新分布后造成肾脏缺血。

◎ 预期目标

患者术后未发生急性肾损伤，或一旦发生，能够及时地发现和处理。

♂ 护理措施

（1）术后密切监测患者尿量、尿颜色变化，评估患者有无腰背部疼痛不适，及时监测肌酐、尿素等肾功能指标。一旦患者出现肾功能不全相关表现，护士应动态监测患者尿量，严格记录患者24h出入量。同时应密切监测患者血电解质、血浆、pH值等检验指标，及时纠正电解质和酸碱平衡紊乱。

（2）对于术前合并慢性肾脏疾病的患者，慎用或禁用肾毒性药物。遵医嘱术前3~12h和术后6~24h予以水化增加肾血流量。补液量应遵循量出为入的原则。

（3）配合医生对因治疗，对于急性肾动脉栓塞患者做好溶栓或手术取栓准备，对于低血容量患者，遵医嘱快速输注晶体溶液等。必要时遵医嘱使用血管活性药物扩张肾动脉，行肾脏替代治疗，在血液透析过程中做好患者生命体征观察。

☆ 效果评价

患者术后是否发生急性肾损伤，或一旦发生是否得到及时地发现和处理。

7. 潜在并发症：腹腔分支动脉缺血

🔗 相关因素

（1）术中操作造成假腔中血栓脱落栓塞肠系膜动脉，术后急性肠系膜动脉血栓形成。

（2）术后真假腔血流重新分布后造成肠缺血、肝脏缺血。

⏱ 预期目标

患者术后未发生腹腔分支动脉缺血，或一旦发生，能够及时地发现和处理。

👤 护理措施

（1）观察患者有无腹痛、黑便等表现，如出现腹痛，及时评估腹痛程度、性质、持续时间，进食后腹痛有无加剧，是否合并腹胀、腹膜刺激征、肠鸣音消失、血便等。

（2）评估患者有无乏力、恶心、厌食、黄疸、皮肤瘙痒等表现，及时查看血谷丙转氨酶、碱性磷酸酶等肝功能指标以评估肝功能情况。

（3）一旦患者出现阵发性腹痛伴腹胀、腹膜刺激征等表现，应立即汇报医生，协助医生行急诊 CT 检查以判断是否出现肠系膜动脉缺血。如出现肠系膜动脉缺血，遵医嘱予禁食水，必要时进行胃肠减压。开通静脉通路，遵医嘱使用抗生素预防感染，补液增加内脏灌注，同时做好腔内手术或剖腹探查手术准备。对于肝功能不全患者，予以低蛋白低脂高热量饮食，同时遵医嘱使用保肝药物，必要时做好手术准备。

☆ 效果评价

患者术后是否发生腹腔分支动脉缺血，或一旦发生是否得到及时地发现和处理。

8. 潜在并发症：下肢动脉栓塞或血栓形成

🔗 相关因素

（1）术中假腔内附壁血栓、硬化斑块或形成的血栓脱落进入下肢动脉远端。

（2）术中抗凝不足。

（3）术中股动脉做切口暂时阻断动脉，导致动脉损伤、血栓形成。

🎯 预期目标

患者术后未发生下肢动脉栓塞或血栓形成，或一旦发生，能够及时地发现和处理。

👤 护理措施

（1）术前充分评估患者下肢动脉血运情况，术后观察并记录腘动脉、胫后动脉及足背动脉搏动情况，双下肢皮肤颜色、温度，及时评估有无肢体麻木、疼痛及运动障碍等表现，做好与术前的对比。如出现异常，及时汇报医生。

（2）一旦发生下肢动脉栓塞或血栓形成，立即遵医嘱予抗凝治疗和使用扩血管药物改善微循环，注意做好下肢保暖。患肢疼痛剧烈时，遵医嘱予以镇痛治疗。

（3）及时配合医生做好 Fogarty 导管取栓术、经导管溶栓术等手术准备。

☆ 效果评价

患者术后是否发生下肢动脉栓塞或血栓形成，或一旦发生是否得到及时地发现和处理。

9. 其他： 参见第一章第一节血管外科各种疾病腔内手术护理问题术后常见护理问题中相关内容。

（二）复合手术

1. 潜在并发症：窒息

参见第三章第一节颈动脉狭窄术后常见护理问题开放手术中相关内容。

2. 潜在并发症：重建的主动脉弓上分支动脉血栓形成 / 吻合口狭窄

🔗 相关因素

（1）分支动脉解剖因素。

（2）术后抗凝、抗血小板不足。

（3）患者凝血功能异常。

⏱ 预期目标

患者术后未发生重建的主动脉弓上分支动脉血栓形成/吻合口狭窄，或一旦发生，能够及时地发现和处理。

⚇ 护理措施

（1）及时评估患者左颈动脉、上肢远端动脉搏动情况，有无头晕、黑矇、反应迟钝等大脑缺血、缺氧的表现，有无上肢皮肤苍白、皮温下降、麻木等肢体缺血的表现，必要时行多普勒超声检查等判断重建主动脉弓上分支动脉通畅情况。

（2）遵医嘱予抗凝、抗血小板治疗，并观察有无用药后不良反应。

（3）一旦发生重建的主动脉弓上分支动脉血栓形成/吻合口狭窄，遵医嘱继续予抗凝治疗，加强缺血部位的动态评估和观察，必要时做好手术准备。

☆ 效果评价

患者术后是否发生重建的主动脉弓上分支动脉血栓形成/吻合口狭窄，或一旦发生是否得到及时地发现和处理。

3. 其他：参见本节术后常见护理问题腔内手术中相关内容和第一章第二节血管外科各种疾病开放手术护理问题术后常见护理问题中相关内容。

腹主动脉瘤

一、术前常见护理问题

参见第三章第五节主动脉夹层术前常见护理问题中相关内容。

二、术后常见护理问题

（一）腔内手术

1. 潜在并发症：急性缺血性脑卒中

  🔗 相关因素

术中大量失血、麻醉药物和／或血管活性药物应用导致血流动力学改变。

  🎯 预期目标　👤 护理措施　☆ 效果评价

参见第三章第一节颈动脉狭窄术后常见护理问题腔内手术中相关内容。

2. 潜在并发症：盆腔缺血

  🔗 相关因素

（1）病变累及髂内动脉。

（2）术中动脉硬化斑块或动脉瘤附壁血栓脱落至髂内动脉。

（3）主动脉支架覆盖髂内动脉。

⏱ 预期目标

患者术后未发生盆腔缺血，或一旦发生，能够及时地发现和处理。

👤 护理措施

（1）应定期查看患者臀部、会阴部有无皮肤颜色苍白、皮温降低、疼痛、皮肤破损等皮肤缺血性改变，警惕盆腔缺血的发生。

（2）一旦患者出现盆腔缺血，应遵医嘱予患者扩血管、抗凝等药物治疗，并观察缺血症状改善情况。对于臀部皮肤存在完整性受损的患者，护士应给予患者气垫床减压和皮肤保护性敷料，必要时联合伤口专科护士处理，定期换药，并关注皮肤转归情况。

☆ 效果评价

患者术后是否发生盆腔缺血，或一旦发生是否得到及时地发现和处理。

3. 肠道缺血

🔗 相关因素

（1）患者合并肠系膜上动脉狭窄或侧支循环不佳。

（2）主动脉支架覆盖肠系膜上动脉。

（3）主动脉支架覆盖肠系膜下动脉且侧支循环代偿不佳。

（4）主动脉支架覆盖双侧髂内动脉。

⏱ 预期目标

患者术后未发生肠道缺血，或一旦发生，能够及时地发现和处理。

👤 护理措施

（1）应关注患者有无腹痛、腹胀等表现，并听诊患者腹部有无肠鸣音减弱或消失，警惕肠道缺血的发生。

（2）评估患者大便的次数、形态、量和颜色。

（3）一旦患者出现肠道缺血，遵医嘱予禁食、禁饮，同时，予患者静脉补充营养治疗，并保证出入量平衡。

（4）注意观察患者腹部症状和体征，如患者出现腹部压痛、反跳痛、腹肌紧张等腹膜刺激征表现，遵医嘱予患者抗感染治疗，如患者发生持续、剧烈腹痛等肠道坏死相关表现，护士应配合做好急诊剖腹探查准备。

♡ 效果评价

患者术后是否发生肠道缺血，或一旦发生是否得到及时地发现和处理。

4. 其他： 参见第三章第五节主动脉夹层术后常见护理问题腔内手术中相关内容。

（二）开放手术

1. 切口/腹腔出血

🔗 相关因素

（1）术中腹腔血管意外损伤。

（2）术后腹腔压力较大。

（3）吻合口缝线松脱或断裂。

（4）围手术期抗凝、抗血小板药物应用。

（5）患者下床活动时间过早。

⏱ 预期目标

患者术后未发生切口/腹腔出血，或一旦发生，能够及时地发现和处理。

👥 护理措施

（1）术后第1d可根据患者情况指导其床上活动，并根据患者恢复情况，逐日增加活动量。

（2）协助患者有效运用腹带保护伤口，及时观察患者腹部伤口有无渗血。若患者留置腹腔伤口引流管，应妥善固定，防止导管滑脱。观察腹腔引流液的量、颜色和性质，并听诊患者有无肠鸣音减弱，触诊腹部有无压痛等表现。

（3）若患者术后频繁咳嗽，应查明原因，积极治疗，并告知患者咳嗽时可轻压腹部伤口，以减少腹壁张力。

（4）密切观察患者血压、心率等生命体征情况，动态监测患者血红蛋白、红细胞计数等指标，并与术前进行对比。

（5）若患者腹部敷料外观有少量渗血、渗液，护士应汇报医生，必要时协助医生换药，并予腹带重新包扎。若患者主诉腹痛、腹胀，腹腔引流管短时间内出现大量鲜红色引流液，应立即通知医生，加强患者腹部体征评估，并观察血压、心率、意识、尿量及末梢循环等情况，遵医嘱为患者补充血容量或输血治疗。若患者出现头晕、面色苍白、四肢湿冷等低血容量性休克表现时，应确保患者建立至少两路静脉通道，遵医嘱应用晶体、胶体及血管活性药物进行液体复苏，保证组织器官灌注。必要时遵医嘱做好患者剖腹探查手术前准备。

☆ 效果评价

患者术后是否发生切口/腹腔出血，或一旦发生是否得到及时地发现和处理。

2. 潜在并发症：截瘫

🔗 相关因素

（1）术中阻断主动脉使脊髓血供暂时中断或缺血 - 再灌注引起髓内神经不可逆性损伤。

（2）术中操作使肋间动脉或腰动脉损伤导致术后血供减少。

（3）瘤腔血管壁斑块脱落至脊髓供血动脉。

（4）术后一过性低血压。

⏱ 预期目标　👤 护理措施　☆ 效果评价

参见第三章第五节主动脉夹层术后常见护理问题腔内手术中相关内容。

3. 潜在并发症：肾功能不全

🔗 相关因素

（1）患者既往有慢性肾脏疾病史。

（2）围手术期低血压和 / 或低血容量致肾灌注不足。

（3）术中对比剂的使用。

（4）动脉粥样硬化斑块脱落栓塞肾动脉。

⏱ 预期目标

患者术后未发生肾功能不全，或一旦发生，能够及时地发现和处理。

👤 护理措施

参见第三章第五节主动脉夹层术后常见护理问题腔内手术中潜在并发症：急性肾损伤相关内容。

☆ 效果评价

患者术后是否发生肾功能不全，或一旦发生是否得到及时地发现和处理。

4. 潜在并发症：下肢动脉栓塞或血栓形成

    🔗 相关因素

（1）患者凝血功能异常致急性血栓形成。

（2）术中阻断主动脉时间过久、吻合口狭窄致下肢动脉缺血。

（3）术中动脉硬化斑块或动脉瘤附壁血栓脱落致下肢动脉闭塞。

    ⏰ 预期目标　👤 护理措施　☆ 效果评价

参见第三章第五节主动脉夹层术后常见护理问题腔内手术中相关内容。

5. 潜在并发症：腹腔间隙综合征

    🔗 相关因素

腹主动脉瘤破裂后大量血液到达腹腔间隙。

    ⏰ 预期目标

患者术后未发生腹腔间隙综合征，或一旦发生，能够及时地发现和处理。

    👤 护理措施

（1）对于破裂腹主动脉瘤患者，应遵医嘱予患者持续心电监护，严密观察患者血压、心率、呼吸、血氧饱和度、尿量和意识状态等变化。

（2）定期监测腹腔内压力，注意评估患者腹部柔软度、肌张力，查看腹部皮肤有无淤血，关注患者有无腹胀、腹痛等主诉，以及警惕有无明显血容量减少状态下出现的少尿或无尿情况。

（3）一旦患者发生腹腔间隙综合征，若患者出现肾功能不全、肠道缺血等并发症，护理措施详见本节术后常见护理问题中相关内容。必要时配合医生做好开腹减压手术准备。

☆ 效果评价

患者术后是否发生腹腔间隙综合征，或一旦发生是否得到及时地发现和处理。

6. 其他： 参见第三章第五节主动脉夹层术后常见护理问题腔内手术中相关内容和第一章第二节血管外科各种疾病开放手术护理问题术后常见护理问题中相关内容。

第七节
主动脉缩窄

一、术前常见护理问题

1. 潜在并发症：心功能不全

相关因素

主动脉缩窄继发左心室肥厚，晚期左心室失代偿从而出现心功能不全。

预期目标

患者住院期间未发生心功能不全，或一旦发生，能够及时地发现和处理。

护理措施

（1）保证患者充分休息，根据心功能情况制订活动和休息计划，避免加重心脏负担。

（2）给予患者低热量、低盐、高蛋白、高维生素、高膳食纤维饮食，根据病情适当补充热量和营养。

（3）给予患者持续低流量吸氧，注意观察有无心力衰竭的临床表现，一旦出现劳力性呼吸困难或夜间阵发性呼吸困难，如心率加快、乏力、头晕、烦躁、尿量减少等情况，应及时汇报医生处理，如发生极度烦躁不安、大汗淋漓、口唇发绀、咳粉红色泡沫样痰等，应及时汇报医生，予患者抬高床头，高流量吸氧，遵医嘱予强心、利尿、扩血管药物治疗，并及时评估药物疗效。

☆ 效果评价

患者住院期间是否发生心功能不全，或一旦发生是否得到及时地发现和处理。

2. 其他： 参见第一章第一节血管外科各种疾病腔内手术护理问题术前常见护理问题中相关内容。

二、术后常见护理问题

（一）腔内手术

参见第三章第五节主动脉夹层术后常见护理问题腔内手术中相关内容。

（二）开放手术

1. 潜在并发症：吻合口出血

🔗 相关因素

（1）吻合口张力过大。

（2）患者凝血功能异常。

（3）术中、术后抗凝药物使用过多。

◎ 预期目标

患者术后未出现吻合口出血，或一旦发生，能够及时地发现和处理。

🖎 护理措施

（1）术后密切监测患者生命体征，尤其是血压和心率的变化。及时询问患者有无腹痛表现。

（2）观察患者胸腔引流液的颜色、性质和量，如短时间内引流出大量鲜红色血性液体，及时汇报医生，配合医生进行抢救，必要时做好手术准备。

（3）遵医嘱监测患者血红蛋白、红细胞压积、凝血功能等血检验指标。

（4）准确记录患者24h出入量，合理补液，必要时遵医嘱予输血治疗。

☆ 效果评价

患者术后是否出现吻合口出血，或一旦发生是否得到及时地发现和处理。

2. 其他： 参见第一章第二节血管外科各种疾病开放手术护理问题术后常见护理问题中相关内容。

第八节
多发性大动脉炎

一、术前常见护理问题

（一）头臂动脉型大动脉炎

1. 知识缺乏（特定的）：缺乏糖皮质激素药物相关知识

　🔗 **相关因素**

患者缺乏糖皮质激素药物相关知识。

　⊙ **预期目标**

患者入院当日掌握糖皮质激素药物相关知识。

　👤 **护理措施**

（1）指导患者糖皮质激素用药期间进食低钠、高钾、高钙、高蛋白饮食。

（2）告知患者服药注意事项，忌骤然停药或随意加减服药次数、更改服药量，突然停药可致停药综合征，如疲乏无力、发热、肌痛、关节痛、肌强直、情绪低落等。

（3）告知患者长期或大量用药要监测血压、体重及血糖水平，注意有无胃痛、食欲缺乏等表现，注意监测相关血指标。长期用药可致骨质疏松，应避免磕碰，防止骨折。

　☆ **效果评价**

患者入院当日是否已掌握糖皮质激素药物相关知识。

2. 其他: 参见第三章第一节颈动脉狭窄术前常见护理问题中相关内容。

（二）胸 - 腹主动脉型大动脉炎术前常见护理问题

1. 知识缺乏（特定的）：缺乏糖皮质激素药物相关知识
参见本节术前常见护理问题（一）中相关内容。

2. 其他: 参见第三章第五节主动脉夹层术前常见护理问题中相关内容。

（三）主 - 肾动脉型大动脉炎

1. 知识缺乏（特定的）：缺乏糖皮质激素药物相关知识
参见本节术前常见护理问题（一）中相关内容。

2. 其他: 参见第三章第十四节肾动脉狭窄术前常见护理问题中相关内容。

二、术后常见护理问题

（一）头臂动脉型大动脉炎

参见第三章第一节颈动脉狭窄术后常见护理问题中相关内容。

（二）胸 - 腹主动脉型大动脉炎

参见第三章第五节主动脉夹层术后常见护理问题中相关内容。

（三）主 - 肾动脉型大动脉炎

参见第一章第十四节肾动脉狭窄术后常见护理问题中相关内容。

第九节
锁骨下动脉狭窄

一、术前常见护理问题

1. 活动无耐力

🔗 **相关因素**

疾病致病变侧上肢供血不足。

🎯 **预期目标**

患者术前在护士协助下能够满足日常生活需求。

👤 **护理措施**

（1）评估患者肢体活动程度，根据患者实际情况制订活动计划。

（2）指导并鼓励患者尽可能自己完成日常生活中力所能及的事情，必要时寻求家属或护士的帮助。

（3）告知患者活动时注意劳逸结合，避免劳累和剧烈活动。

☆ **效果评价**

患者术前日常生活需求是否得到满足。

2. 有跌倒/坠床的危险

参见第三章第一节颈动脉狭窄术前常见护理问题中相关内容。

3. 其他: 参见第一章第一节血管外科各种疾病腔内手术护理问题术前常见护理问题中相关内容。

二、术后常见护理问题

参见第三章第一节颈动脉狭窄术后常见护理问题腔内手术中相关内容。

第十节
肠系膜上动脉夹层

一、术前常见护理问题

1. 潜在并发症：肠系膜上动脉夹层破裂出血

🔗 **相关因素**

（1）腹内压增高。

（2）剧烈活动。

（3）血压控制不佳。

（4）外伤。

◎ **预期目标**

患者术前未出现肠系膜上动脉夹层破裂出血，或一旦发生，能够及时地发现和处理。

👤 **护理措施**

（1）嘱患者以卧床休息为主，减少活动。避免腹内压增高的相关因素，如剧烈咳嗽、打喷嚏、用力排便。

（2）监测生命体征变化，控制血压，保持血压平稳。观察患者有无腹痛发生，并评估疼痛部位、性质以及有无其他伴随表现，对于突发疼痛或疼痛加重的患者，警惕肠系膜上动脉夹层破裂出血，遵医嘱给予镇痛措施，必要时做好手术准备。注意观察患者呕吐物和粪便情况。

（3）一旦患者出现剧烈腹痛，血压进行性下降，确诊为肠系膜上动脉夹层破裂时，应及时汇报医生，迅速建立两条静脉通路，遵医嘱快速补液，并快速做好患者术前准备。

☆ **效果评价**

患者术前是否出现肠系膜上动脉夹层破裂出血，或一旦发生是否得到及时地发现和处理。

2. 腹痛

🔗 **相关因素**

肠缺血或肠系膜动脉夹层进一步进展。

🎯 **预期目标**

患者住院期间主诉腹痛减轻或消失。

👤 **护理措施**

（1）评估患者腹痛位置、性质和持续时间，是否伴有血性排泄物、腹胀、恶心、呕吐、发热等表现。如发生上述情况，立即汇报医生，警惕肠坏死，必要时做好手术准备。

（2）遵医嘱给予静脉补液，维持水电解质平衡，必要时给予输血，纠正贫血。

（3）根据患者病情给予合理的饮食指导，遵医嘱予以患者禁食水，必要时给予胃肠减压，注意观察胃液的颜色、性质和量，并做好记录。

☆ **效果评价**

患者住院期间是否主诉腹痛减轻或消失。

3. 潜在并发症：急性肠缺血

🔗 **相关因素**

肠系膜动脉夹层导致肠道血供减少。

⏱ 预期目标

患者术前未发生急性肠缺血，或一旦发生，能够及时地发现和处理。

👤 护理措施

（1）密切观察患者有无腹痛、呕吐、恶心、腹胀等表现以及肛门排气、排便情况。如腹痛由阵发性转为持续性且疼痛剧烈难忍、血便伴肠鸣音减弱或消失，考虑肠坏死，立即告知医生并做好手术准备。

（2）做好患者饮食护理，少食多餐，避免增加肠道负担。必要时遵医嘱禁食水，持续胃肠减压，通过静脉通路补充营养物质。

☆ 效果评价

患者术前是否发生急性肠缺血，或一旦发生是否得到及时地发现和处理。

4. 其他： 参见第一章第一节血管外科各种疾病腔内手术护理问题术前常见护理问题中相关内容。

二、术后常见护理问题

1. 潜在并发症：急性肠缺血

🔗 相关因素

假腔内血栓脱落或支架内血栓形成导致急性肠系膜缺血。

⏱ 预期目标

患者术后未发生急性肠缺血，或一旦发生，能够及时地发现和处理。

    👤 护理措施

（1）遵医嘱应用抗凝药物和/或抗血小板聚集药物，并做好用药观察。

（2）其他参见本节术前常见护理问题中相关内容。

    ☆ 效果评价

患者术后是否发生急性肠缺血，或一旦发生是否得到及时地发现和处理。

2. 其他： 参见第一章第一节血管外科各种疾病腔内手术护理问题术后常见护理问题中相关内容。

第十一节
肠系膜动脉狭窄

一、术前常见护理问题

1. 腹痛

🔗 **相关因素**

（1）肠系膜动脉狭窄引起肠缺血。

（2）抗凝药物使用不足。

⏱ **预期目标**

患者住院期间腹痛减轻或消失。

👤 **护理措施**

（1）遵医嘱使用抗凝药物，观察药物疗效。

（2）参见第三章第十节肠系膜上动脉夹层术前常见护理问题中相关内容。

☆ **效果评价**

患者住院期间腹痛是否减轻或消失。

2. 营养失调：低于机体需要量

🔗 **相关因素**

（1）腹部疼痛导致无法正常进食。

（2）肠道缺血引起消化吸收功能下降。

⏱ 预期目标

患者术后营养失调得以纠正。

👤 护理措施

（1）采用营养风险筛查评估表对患者进行营养评估，了解患者的营养状况。

（2）对于有明显腹部症状、体征和/或营养风险筛查评估≥3分的患者，应遵医嘱尽早留置中心静脉导管予肠外营养支持，做好患者肠外营养的护理。

（3）遵医嘱监测患者的血糖、血脂、肝功能及电解质等检验指标，防止出现高血糖、高血脂、肝功能异常等代谢相关并发症。

☆ 效果评价

患者术后营养失调是否及时得以纠正。

3. 潜在并发症：肠坏死

🔗 相关因素

（1）肠系膜动脉狭窄导致肠缺血、缺氧。

（2）抗凝药物使用不足。

⏱ 预期目标

患者术前未发生肠坏死，或一旦发生，能够及时地发现和处理。

👤 护理措施

（1）密切监测患者生命体征，评估患者意识状态，注意观察患者腹部体征、腹痛特点。

（2）对于有明显腹胀，需要遵医嘱行胃肠减压的患者，做好导管固定，评估和记录引流液的颜色、性质和量，并动态观察腹胀有无缓解。

（3）遵医嘱给予患者抗凝、抗血小板药物治疗，并观察全身有无出血表现。

（4）做好患者排泄物观察与记录，包括粪便次数、性质、颜色及量，了解粪便变化过程。如患者有呕吐情况，指导患者头偏向一侧，及时清理呕吐物，避免误吸，并保持皮肤及床单位清洁。

（5）建立静脉通道，遵医嘱给予静脉补液，准确记录24h出入量，根据患者病情调整补液速度。

（6）当患者突发剧烈腹痛，怀疑为血运性肠梗阻、肠穿孔、肠出血等，立即汇报医生，备齐急救药品和物品，做好紧急术前准备。

☆ 效果评价

患者术前是否发生肠坏死，或一旦发生是否得到及时地发现和处理。

4. 其他： 参见第一章第一节血管外科各种疾病腔内手术护理问题术前常见护理问题中相关内容。

二、术后常见护理问题

1. 营养失调： 低于机体需要量

🔗 相关因素

（1）术后肠道功能恢复缓慢。

（2）患者营养补充或摄入不足。

⏱ 预期目标　👤 护理措施　☆ 效果评价

参见第一章第二节血管外科各种疾病开放手术护理问题术后常见护理问题中相关内容。

2. 潜在并发症：肠坏死

🔗 相关因素

（1）肠系膜动脉斑块脱落或支架内血栓形成。

（2）抗凝药物使用不足。

⏱ 预期目标

患者术后未发生肠坏死，或一旦发生，能够及时地发现和处理。

👤 护理措施

参见本节术前常见护理问题中护理措施相关内容。

☆ 效果评价

患者术后是否发生肠坏死，或一旦发生，是否得到及时的发现和处理。

3. 其他：参见第一章第一节血管外科各种疾病腔内手术护理问题术后常见护理问题中相关内容。

第十二节
脾动脉瘤

一、术前常见护理问题

1. 疼痛

⌕ 相关因素

（1）脾动脉瘤压迫邻近器官或组织引起不同程度的疼痛。

（2）脾动脉瘤破裂。

⌖ 预期目标

患者住院期间主诉疼痛减轻或消失。

⌕ 护理措施

（1）认真倾听患者主诉，评估患者疼痛的性质、程度、部位、持续时间及有无伴随症状等，判断疼痛原因，遵医嘱使用镇痛药，观察药物疗效和不良反应，并做好护理记录。

（2）保持病区安静，为患者创造舒适的睡眠环境。

（3）动态评估患者病情，一旦患者出现明显左上腹或左季肋区疼痛，并伴有血压下降、面色苍白、呼吸困难等，警惕脾动脉瘤破裂，应立即告知医生，积极配合抢救，必要时做好术前准备。

☆ 效果评价

患者住院期间是否主诉疼痛减轻或消失。

2. 其他： 参见第一章第一节血管外科各种疾病腔内手术护理问题术前常见护理问题中相关内容。

二、术后常见护理问题

（一）腔内手术

1. 潜在并发症：脾梗死

🔗 **相关因素**

（1）脾动脉主干的弹簧圈移位，堵塞远端脾动脉及其分支。

（2）脾动脉瘤为近脾门型。

🎯 **预期目标**

患者术后未发生脾梗死，或一旦发生，能够及时地发现和处理。

👤 **护理措施**

（1）护士应密切观察患者有无发热、左上腹胀痛等不适，关注患者腹部计算机断层扫描 CT 检查结果。

（2）对于发热但体温 < 38.5℃的患者，予物理降温，如温水擦浴、冰袋冷敷等，同时鼓励患者多饮水；对于体温 ≥ 38.5℃的患者，遵医嘱使用药物降温，密切观察用药后体温变化及不良反应。

（3）观察患者有无腹痛等表现，如患者出现脾区疼痛，根据疼痛评分，予非药物镇痛或遵医嘱使用药物镇痛。

☆ **效果评价**

患者术后是否发生脾梗死，或一旦发生是否得到及时地发现和处理。

2. 潜在并发症：脾脓肿

🔗 相关因素

（1）大面积脾梗死。

（2）患者免疫功能低下，外来细菌侵入体内。

（3）合并门静脉高压的脾动脉瘤患者因门静脉回流引起肠道病原菌异位。

⏱ 预期目标

患者术后未发生脾脓肿，或一旦发生，能够及时地发现和处理。

👤 护理措施

（1）密切监测患者的生命体征，评估患者有无腹部压痛、反跳痛、腹肌紧张等腹膜刺激征。动态监测患者的白细胞计数、中性粒细胞比例、超敏 C 反应蛋白及降钙素原等炎症指标，关注患者腹部 CT 检查结果。

（2）若患者出现发热、腹痛等脾脓肿表现，遵医嘱行抗感染治疗。

（3）必要时协助医生留置脾脓肿引流管辅以生理盐水进行间歇低压冲洗，根据引流液培养与药敏试验的结果进行后续治疗。

（4）协助患者取半坐卧位，予患者易消化、高热量、富含蛋白质和维生素饮食，必要时予以肠内、肠外营养支持。

（5）加强患者心理疏导，消除其恐惧心理。若保守治疗效果不佳，必要时做好脾切除术前准备。

☆ 效果评价

患者术后是否发生脾脓肿，或一旦发生是否得到及时地发现和处理。

3. 其他： 参见第一章第一节血管外科各种疾病腔内手术护理问题术后常见护理问题中相关内容。

（二）开放手术

参见第一章第二节血管外科各种疾病开放手术护理问题术后常见护理问题中相关内容。

第十三节
肾 动 脉 瘤

一、术前常见护理问题

1. 肾血管性高血压

🔗 相关因素

肾动脉瘤内血栓脱落至邻近的肾动脉分支或造成管腔狭窄，使受累肾血流量减少或肾缺血引起肾脏的尿液生成和内分泌功能异常。

⏱ 预期目标

患者术前血压控制平稳。

👤 护理措施

（1）密切监测患者生命体征，尤其是血压的变化。当患者血压高时，询问有无头晕、头痛、胸闷、心悸、恶心、呕吐等伴随表现，警惕高血压危象。

（2）保证充足睡眠，避免重体力劳动；血压持续升高伴有心、肾、脑并发症者，应卧床休息。

（3）遵医嘱给予患者使用抗高血压药，用药期间监测血压波动情况，并观察药效与不良反应。

☆ 效果评价

患者术前血压是否控制平稳。

2. 疼痛

🔗 相关因素

（1）瘤体进行性增大压迫周围脏器。

（2）肾动脉瘤破裂。

🎯 预期目标

患者术前主诉疼痛症状减轻或消失。

👤 护理措施

（1）倾听患者主诉，评估疼痛的程度、部位、性质、伴随症状等，明确疼痛原因，必要时遵医嘱正确使用镇静、镇痛药物，并观察药效及不良反应，做好护理记录。

（2）密切观察患者疼痛进展情况，做好动态评估，若出现疼痛加剧、血压下降、面色苍白、呼吸困难等表现，需警惕肾动脉瘤破裂，应立即告知医生，积极配合抢救，必要时做好术前准备。

（3）向患者解释疼痛的原因。指导患者日间通过与家人聊天、听音乐分散注意力。夜间保持病区安静，给患者创造舒适的睡眠环境。

⭐ 效果评价

患者术前主诉疼痛减轻或消失。

3. 潜在并发症：血尿

🔗 相关因素

（1）肾动脉瘤增大压迫肾盂。

（2）肾动脉瘤破裂出血。

🎯 预期目标

患者术前未出现血尿，或一旦发生，能够及时地发现和处理。

🧑 护理措施

（1）监测患者生命体征，尤其是血压的变化，嘱患者避免腹内压增高的活动，如剧烈咳嗽、用力排便、提举重物等。

（2）观察尿液的颜色、性质和量，向患者做好解释和安抚工作；嘱患者勿憋尿，有尿意时及时排尿，减少尿液在膀胱存留的时间。如血尿严重，嘱卧床休息，尽量减少活动，注意劳逸结合并遵医嘱予止血处理，留取血尿标本，使用抗生素预防泌尿系统感染。

（3）给予低盐低脂饮食，嘱患者多饮水，少食刺激性食物。

☆ 效果评价

患者术前是否出现血尿，或一旦发生是否得到及时地发现和处理。

4. 其他：参见第一章第一节血管外科各种疾病腔内手术护理问题术前常见护理问题中相关内容。

二、术后常见护理问题

1. 潜在并发症：栓塞后综合征

🔗 相关因素

栓塞后局部缺血，代谢产物或坏死物质吸收。

⏱ 预期目标

患者术后未发生栓塞后综合征，或一旦发生，能够及时地发现和处理。

🧑 护理措施

（1）观察尿液的颜色、性质和量，并做好记录。密切监测患者生命体征，尤其是体温的变化。评估患者患侧肾区是否出现肿胀、疼痛、腹膜刺激征等。

（2）鼓励患者多饮水，遵医嘱监测白细胞、中性粒细胞、C反应蛋白等血检验指标。如患者体温＞38℃，遵医嘱监测血培养，合理使用抗生素，并观察药物的疗效及不良反应。

☆ 效果评价

患者术后是否发生栓塞后综合征，或一旦发生是否得到及时地发现和处理。

2. 潜在并发症：急性肾功能衰竭

⌁ 相关因素

（1）肾动脉瘤附壁斑块脱落。

（2）支架内及近端血栓形成并脱落。

⏱ 预期目标

患者术后未发生急性肾功能衰竭，或一旦发生，能够及时地发现和处理。

⤺ 护理措施

（1）嘱患者卧床休息，给予患者低蛋白、高糖、高维生素饮食，多食新鲜水果和蔬菜。严格控制含钾食物的摄入。

（2）记录患者24h出入量，观察患者尿液的颜色、性质、量，监测患者血肌酐、尿素氮等肾功能指标。如发现少尿、无尿或肾功能有异常，及时告知医生，必要时进行透析疗法。避免使用对肾脏有毒性作用的药物。

（3）遵医嘱使用抗血小板聚集药物或抗凝药物，注意观察患者全身有无出血倾向。

☆ 效果评价

患者术后是否发生急性肾功能衰竭，或一旦发生是否得到及时地发现和处理。

3. 其他： 参见第一章第一节血管外科各种疾病腔内手术护理问题术后常见护理问题中相关内容。

第十四节
肾动脉狭窄

一、术前常见护理问题

1. 肾血管性高血压

参见第三章第十三节肾动脉瘤术前常见护理问题中相关内容。

2. 肾功能不全

🔗 **相关因素**

病变侧肾动脉狭窄，肾血流减少，导致肾功能下降。

⌖ **预期目标**

患者住院期间血尿素和肌酐值下降。

👤 **护理措施**

（1）动态评估患者尿液颜色、性质、量，及时观察患者有无血尿、腰痛、颜面部及下肢肿胀等表现。

（2）及时监测血尿素、肌酐等肾功能实验室指标。

（3）评估患者用药是否存在肾毒性，对正在使用此类药物且已出现肾功能受损的患者，遵医嘱暂停使用或改用其他药物。

☆ **效果评价**

患者住院期间血尿素和肌酐值是否下降。

3. 其他：参见第一章第一节血管外科各种疾病腔内手术护理问题术前常见护理问题中相关内容。

二、术后常见护理问题

1. 潜在并发症：肾动脉栓塞或血栓形成

🔗 **相关因素**

（1）围手术期抗凝不足或手术本身等原因引起肾动脉主干和／或分支血管栓塞或继发血栓形成。

（2）动脉硬化斑块、微小栓子脱落堵塞肾动脉及分支血管。

⊙ **预期目标**

患者术后未出现肾动脉栓塞，或一旦发生，能够及时地发现和处理。

👤 **护理措施**

（1）观察患者尿液的性质、颜色、量，倾听患者有无腰部不适等表现。若患者出现肾区和／或腰背部疼痛并呈进行性加重，疼痛范围持续扩大，24h尿量明显减少，肾功能指标异常时，立即告知医生，必要时行血液净化治疗或做好手术准备。

（2）遵医嘱给予患者抗凝药物及抗血小板聚集的药物（如阿司匹林和氯吡格雷等），密切观察患者有无牙龈出血、鼻出血、血尿及注射部位皮下淤血等出血倾向，定期监测患者凝血指标。

（3）患者病情允许情况下，嘱患者多饮水，多吃水果、蔬菜，稀释血液以降低血液黏稠度，预防血栓形成。

（4）指导患者出院后及时随访复查支架情况，以评估有无狭窄、移位等发生。

☆ 效果评价

患者术后是否出现肾动脉栓塞，或一旦发生是否得到及时地发现和处理。

2. 其他： 参见第一章第一节血管外科各种疾病腔内手术护理问题术后常见护理问题中相关内容。

第十五节
下肢动脉缺血性疾病

一、术前常见护理问题

1. 疼痛

相关因素
（1）下肢动脉狭窄或闭塞，引起血液灌注不足。
（2）下肢供血不足导致腿部肌肉收缩痉挛。
（3）局部感染和坏死组织刺激神经。

预期目标
患者住院期间主诉疼痛减轻或消失。

护理措施
（1）指导患者保持患足皮肤滋润，皮肤完整处可使用甘油、润肤霜等，避免皮肤过于干燥而皲裂。

（2）指导患者将下肢下垂低于心脏位置，以减轻疼痛。

（3）正确评估患者疼痛的部位、程度、性质、持续时间及其他伴随症状，分析疼痛产生的原因，必要时遵医嘱给予镇痛镇静药物，用药后观察患者有无不良反应发生。

（4）保持病区安静，温湿度适宜，为患者创造舒适的睡眠环境。

（5）主动关心安慰患者，讲解疼痛与情绪的内在联系，向患者讲解手术成功的案例，使之保持良好心态，积极配合治疗。

☆ 效果评价

患者住院期间是否主诉疼痛减轻或消失。

2. 活动无耐力

∂ 相关因素

患肢远端供血不足致无法正常行走或行走距离缩短。

☉ 预期目标

患者住院期间活动耐力逐渐增加。

🙎 护理措施

（1）入院后评估患者活动水平、肌力和活动耐受性，协助患者优先进行耐受能力范围内的活动，鼓励患者休息与活动相互交替，逐渐增加活动量。

（2）病情允许的情况下，鼓励患者独立完成基础性日常生活活动，活动不便的患者，将其经常使用的物品及呼叫铃放在易拿取的地方，听到铃声立即应答。注意患者安全防护，防止跌倒／坠床的发生。

☆ 效果评价

患者住院期间活动耐力是否逐渐增加。

3. 有皮肤完整性受损的危险

∂ 相关因素

（1）患肢皮肤长期处于缺血、缺氧状态，缺血组织坏死继发细菌感染，引起组织溃烂、坏死。

（2）其他参见第一章第一节血管外科各种疾病腔内手术护

理问题术后常见护理问题中的相关内容。

⊙ 预期目标

患者住院期间未出现皮肤完整性受损，或一旦发生，能够及时地发现和处理。

⊗ 护理措施

（1）指导患者保持患肢皮肤清洁，避免冷、热刺激，注意修剪趾甲，选择舒适、透气的鞋袜。做好足部保暖，但不宜用热水袋、取暖器等取暖，以免加重组织缺氧坏死导致疼痛加剧甚至发生烫伤。

（2）保持床单平整，清洁干燥。合并皮肤病患者给予积极治疗。

（3）卧床患者床上排便后及时清理，保持骶尾部皮肤清洁，卧床患者避免局部长期受压，定时翻身。对于足跟、外踝等骨隆突处垫低软枕，以防止皮肤压红。

（4）改善患者全身营养状况，鼓励患者进食高蛋白、高维生素、高营养、易消化饮食。

☆ 效果评价

患者住院期间是否出现皮肤完整性受损，或一旦发生是否能够得到及时的发现和处理。

4. 其他： 参见第一章第一节血管外科各种疾病腔内手术护理问题术前常见护理问题中相关内容。

二、术后常见护理问题

（一）腔内手术

1. 潜在并发症：缺血 - 再灌注损伤

🔗 相关因素

肢体长期处于缺血状态，狭窄或闭塞动脉血管再通后，炎症细胞活化，释放炎症因子造成局部组织损伤加重。

⏱ 预期目标

患者术后未出现缺血 - 再灌注损伤，或一旦发生，能够及时地发现和处理。

🧍 护理措施

（1）术后重点观察患肢血运情况，包括皮肤温度、颜色、足背动脉搏动情况，有无肢体肿胀、皮肤张力增加，必要时测量腿围，与术前进行对比，一旦患者出现上述不适及时汇报医生。

（2）对于出现下肢轻度肿胀的患者，应予软枕适当抬高患肢，指导患者行踝泵运动以促进静脉血液回流，疼痛者遵医嘱予以镇痛治疗。若出现下肢剧烈疼痛、肌张力增高明显、相应肌肉功能丧失、急性肾功能衰竭等骨筋膜室综合征的严重表现时，配合医生行切开减压，做好伤口护理。

（3）密切监测患者生命体征，尤其术前足部坏疽感染者，遵医嘱使用抗生素。监测患者血常规、肾功能和电解质变化，如有异常，及时汇报医生。对于肾功能指标受到严重影响的患者，必要时遵医嘱行透析治疗。

☆ 效果评价

患者术后是否出现缺血 - 再灌注损伤，或一旦发生是否得到及时地发现和处理。

2. 潜在并发症：蓝趾综合征

🔗 相关因素

（1）围手术期抗凝不足或手术本身等原因导致下肢急性动脉血栓形成。

（2）溶栓过程中来源于近端的血栓或动脉粥样硬化斑块、微小栓子堵塞远端动脉。

⏱ 预期目标

患者术后未发生蓝趾综合征，或一旦发生，能够及时地发现和处理。

👤 护理措施

（1）加强对患肢的观察，尤其是肢体颜色、温度、感觉、肿胀等情况，并与术前进行对比。一旦出现足趾发绀、发凉、疼痛等情况，予以足部保暖，并及时告知医生进行处理。

（2）遵医嘱使用抗凝药物，术后病情允许，鼓励患者适当活动，促进下肢血液循环及侧支循环建立。

☆ 效果评价

患者术后是否出现蓝趾综合征，或一旦发生是否得到及时地发现和处理。

3. 有溶栓导管堵塞的危险

参见第二章第二节下肢深静脉血栓形成术后常见护理问题中相关内容。

4. 潜在并发症：溶栓导管相关性感染

参见第二章第二节下肢深静脉血栓形成术后常见护理问题中相关内容。

5. 潜在并发症：血红蛋白尿

参见第二章第二节下肢深静脉血栓形成术后常见护理问题中相关内容。

6. 其他： 参见第一章第一节血管外科各种疾病腔内手术护理问题术后常见护理问题中相关内容。

（二）开放手术

1. 潜在并发症：残端出血

🔗 **相关因素**

（1）截肢残端术中缝扎不牢。

（2）其他参见第一章第二节血管外科各种疾病开放手术护理问题术后常见护理问题中潜在并发症：伤口出血或血肿相关内容。

⊙ **预期目标**

患者术后未发生残端出血，或一旦发生，能够及时地发现和处理。

👤 **护理措施**

（1）床尾备下肢止血带。

（2）动态观察残端周围皮肤的颜色和血运情况，密切观察残端敷料有无渗血渗液。

（3）妥善固定伤口引流管，保持导管通畅。定期评估残端伤口引流液的颜色、性质和量。翻身时为患者预留足够的长度，以免造成导管滑脱。

（4）短时间内突然引流出大量鲜红色血液时应及时汇报医生，如出现大出血，应及时采用备用的止血带予以止血。必要时遵医嘱大量补液、输血，密切监测患者心率和血压的变化。

☆ 效果评价

患者术后是否发生残端出血，或一旦发生是否得到及时地发现和处理。

2. 潜在并发症：幻肢痛

⊘ 相关因素

（1）截肢手术后，患者脊髓和大脑中的神经通路可能会变得过度活跃或敏感。

（2）截肢手术后，周围神经末梢在断裂处可能发生异常再生或重组。

⊙ 预期目标

患者术后幻肢痛逐渐减轻或消失。

⅄ 护理措施

（1）截肢术后患者可能会出现伤口疼痛和幻肢痛，护士应评估患者疼痛的性质、部位、程度以及持续时间，做好疼痛相关知识宣教。

（2）加强患者及家属疾病宣教，使其改变幻肢痛的认识。做好心理护理，疼痛较严重时遵医嘱予以镇痛药物，并复评用药效果。

（3）家属给予社会支持，转移患者注意力，如进行肢体活动、听音乐、聊天等。帮助患者患肢采取肢体功能位，提高患者舒适度。

☆ 效果评价

患者术后幻肢痛是否逐渐减轻或消失。

3. 其他： 参见第一章第二节血管外科各种疾病开放手术护理问题术后常见护理问题中相关内容。

第十六节
急性下肢动脉栓塞

一、术前常见护理问题

1. 焦虑 / 恐惧

🔗 相关因素

（1）患肢突发剧烈疼痛、坏死。

（2）患者疾病相关知识缺乏。

⏱ 预期目标

患者 2d 内焦虑 / 恐惧减轻或消失，积极配合治疗。

🧑 护理措施

（1）向患者和家属详细讲解疾病相关知识，介绍手术方式、配合要点以及术后预后情况，缓解患者紧张情绪。

（2）患肢疼痛者做好疼痛评估，必要时应用镇痛药物缓解疼痛，减轻不适感。

（3）做好患者心理护理，加强社会支持，建议家属多与患者交流，以帮助分散注意力。

（4）鼓励术后恢复良好的患者进行经验分享，增强其战胜恐惧的信心。

☆ 效果评价

患者 2d 内焦虑 / 恐惧是否减轻或消失。

2. 其他：参见第三章第十五节下肢动脉缺血性疾病术前常见护理问题中相关内容。

二、术后常见护理问题

1. 潜在并发症：肌病肾病代谢综合征

   🔗 **相关因素**

急性动脉栓塞术后缺血性横纹肌溶解，由此产生的肌红蛋白、电解质、氧自由基等引起代谢综合征。

   ⏱ **预期目标**

患者术后未发生肌病肾病代谢综合征，或一旦发生，能够及时地发现和处理。

   👤 **护理措施**

（1）术后护士应密切观察患者生命体征变化，包括血压、心率等情况，必要时给予心电监护。同时关注患者全身及精神状态。

（2）注意监测患者肾功能指标，记录患者尿液情况，查看肌酐、尿素、电解质等是否正常，病情允许患者嘱多饮水，或遵医嘱予以补液治疗，以促进尿液的排出。

（3）必要时遵医嘱给予患者碱化尿液等治疗，避免出现酸中毒，防止肌红蛋白沉积，增加肾脏负担。

   ☆ **效果评价**

患者术后是否发生肌病肾病代谢综合征，或一旦发生是否得到及时地发现和处理。

2. 其他：参见第三章第十五节下肢动脉缺血性疾病护理问题术后常见护理问题中相关内容。

第四章
动静脉疾病

动静脉瘘（后天性）

一、术前常见护理问题

参见第一章第一节血管外科各种疾病腔内手术护理问题术前常见护理问题中相关内容。

二、术后常见护理问题

1. 潜在并发症：出血

相关因素

（1）患者围手术期抗凝药物的应用。

（2）术后伤口未妥善包扎，导致伤口出血。

预期目标

患者术后未发生出血，或一旦发生，能够及时地发现和处理。

护理措施

（1）术后评估患者有无局部和全身出血倾向，观察伤口有无渗血渗液，若渗血较少，可轻压止血，压迫时保持血管有震颤；出血较多时，需要打开伤口，根据情况对症处理。

（2）嘱患者12～24h卧床休息，术侧上肢伸直，避免弯曲，可将肢体抬高30°，以促进血液循环，减轻肿胀，降低吻合口张力。

☆ 效果评价

患者术后是否发生出血，或一旦发生是否得到及时地发现和处理。

2. 潜在并发症：造瘘侧周围皮肤感染

🔗 相关因素

（1）伤口受污染。

（2）患者免疫力低。

🎯 预期目标

患者术后未发生造瘘侧周围皮肤感染，或一旦发生，能够及时地发现和处理。

👤 护理措施

（1）关注患者造瘘侧周围皮肤有无红、肿、热、痛现象，患者伤口出现渗血渗液时及时通知医生换药。

（2）动静脉内瘘成熟后，告知患者保持造瘘处皮肤清洁，每日用温水清洗皮肤，预防感染。

（3）患者进行血液透析治疗时，严格执行无菌操作。

（4）对于糖尿病患者，根据血糖监测结果合理使用降糖药物，控制血糖在正常水平，以免诱发感染。

☆ 效果评价

患者术后是否发生造瘘侧周围皮肤感染，或一旦发生是否得到及时地发现和处理。

3. 潜在并发症：动静脉内瘘血栓形成

🔗 相关因素

（1）伤口敷料包扎过紧。

（2）围手术期抗凝不足。

🕒 预期目标

患者术后未发生动静脉内瘘血栓形成，或一旦发生，能够及时地发现和处理。

👤 护理措施

（1）加强内瘘护理，动态评估内瘘是否通畅，定期监测内瘘处有无震颤，如有异常，报告医生及时处理。及时检查伤口处敷料松紧度，以免加压过紧导致血流不畅，注意评估术侧上肢有无肿胀，手指末端的皮肤颜色、皮温、桡动脉及肱动脉搏动情况，询问患者有无肢体麻木等表现。

（2）将造瘘侧肢体抬高，以有效促进血液循环。加强患者肢体活动指导，告知患者及家属早期合理正确地进行功能锻炼，可采用握力器锻炼，每次 15min，每日 3 次，以促使内瘘血管扩张，促进手术肢体的血液循环，降低血栓形成风险，避免血管狭窄和阻塞，若肢体感到乏力及时休息。

☆ 效果评价

患者术后是否发生动静脉内瘘血栓形成，或一旦发生是否得到及时地发现和处理。

4. 潜在并发症：肿胀手综合征

🔗 相关因素

术后患者远端静脉压明显增高，静脉血液回流受阻导致毛细血管内压力升高。

🕒 预期目标

患者术后未发生肿胀手综合征，或一旦发生，能够及时地发现和处理。

⚗ 护理措施

（1）定期观察造瘘侧肢体皮肤颜色、温度、感觉、活动情况等，必要时测量双上肢臂围，评估肱动脉、桡动脉搏动情况。

（2）嘱患者术侧上肢抬高，行握拳运动，以减轻水肿，同时，加强肢体保暖。

☆ 效果评价

患者术后是否出现肿胀手综合征，或一旦发生是否得到及时地发现和处理。

5. 潜在并发症：窃血综合征

𝒪 相关因素

动静脉内瘘术后动脉血较多地流向阻力低的静脉系统，肢体末端供血不足。

⊙ 预期目标

患者术后未发生窃血综合征，或一旦发生，能够及时地发现和处理。

⚗ 护理措施

（1）告知患者术后保证患肢免受挤压，抬高患肢置于舒适体位，有利于血液循环。内瘘建立后，评估患者有无出现内瘘侧肢体发凉、苍白、麻木、疼痛等供血减少的表现，远端肢体有无出现缺血性改变。

（2）做好患者心理护理，告知患者缺血情况。症状轻者可密切观察，注意肢体保暖并适当肢体锻炼，有可能自行缓解。症状较严重患者，根据情况，必要时行手术重建血管。

☆ 效果评价

患者术后是否发生窃血综合征，或一旦发生是否得到及时地发现和处理。

6. 潜在并发症：动脉瘤

🔗 相关因素

（1）真性动脉瘤形成与内瘘血管局部扩张有关。

（2）假性动脉瘤形成与手术时多次穿刺，术后肢体保护不良，致使造瘘血管周围形成血肿与内瘘血管相交通有关。

⏱ 预期目标

患者术后未发生动脉瘤，或一旦发生，能够及时地发现和处理。

👤 护理措施

（1）术后定期观察术侧肢体皮肤颜色、温度、感觉、运动情况，观察桡动脉、肱动脉搏动及内瘘震颤情况。

（2）注意肢体保护，禁止在造瘘处肢体进行任何穿刺操作，或受到外力摩擦、压迫等。

（3）若发现动静脉内瘘处局部隆起伴有疼痛、压痛、异常搏动时应引起重视，及时通知医生判断是否出现动脉瘤，并对症处理。

☆ 效果评价

患者术后是否发生动脉瘤，或一旦发生是否得到及时地发现和处理。

第二节
体表血管瘤

一、术前常见护理问题

1. 自我形象紊乱

🔗 **相关因素**

（1）与体表血管瘤生长部位、大小有关。

（2）患者局部皮肤特别是面部有体表血管瘤而产生自卑、回避等不良心理。

⏲ **预期目标**

患者住院 2d 内可正确认识、对待疾病，调整心态，配合治疗。

👤 **护理措施**

（1）做好患者心理护理，多了解和关心患者，鼓励其树立信心，以良好心态面对疾病和治疗。

（2）告知患者避免磕碰、抓挠体表血管瘤，以免造成破溃引起局部感染或加重病情。

☆ **效果评价**

患者住院 2d 内是否正确认识疾病，主动配合治疗。

2. 其他：参见第一章第一节血管外科各种疾病腔内手术护理问题术前常见护理问题中相关内容。

二、术后常见护理问题

1. 疼痛

🔗 **相关因素**

（1）手术局部注射硬化剂。

（2）术后合并伤口感染导致炎症刺激。

⏱ **预期目标**

患者手术当日主诉疼痛减轻或消失。

👤 **护理措施**

（1）观察患者生命体征变化，观察伤口局部有无红、肿、热、痛等表现，如患者出现疼痛，关注患者疼痛部位、程度以及伴随症状，必要时予以药物镇痛，并监测用药后效果。

（2）告知患者可能引起疼痛的原因，缓解患者紧张、焦虑情绪，嘱家属陪护，分散其注意力。

（3）若患者体表血管瘤位于四肢，术后指导患者使用软枕抬高患肢，以减轻肢体肿胀引起的疼痛。

（4）告知患者保持血管瘤部位皮肤清洁干燥。

☆ **效果评价**

患者手术当日是否主诉疼痛减轻或消失。

2. 潜在并发症：伤口出血

🔗 **相关因素**

手术创伤。

⏱ **预期目标**

患者术后未发生伤口出血，或一旦发生，能够及时地发现和处理。

ᐞ护理措施

（1）注意评估患者伤口情况，查看患者伤口有无渗血渗液，出现敷料脱落等情况及时告知医生换药。

（2）根据患者伤口部位，指导患者正确活动。局部注射硬化剂的患者，告知患者勿触碰、挤压伤口。经股动脉穿刺的患者，指导其术侧肢体伸直 12～24h。经股静脉穿刺的患者，指导其术侧肢体伸直 6～12h。

☆效果评价

患者术后是否发生伤口出血，或一旦发生是否得到及时地发现和处理。

参考文献

[1] 国际血管联盟中国分部护理专业委员会. 住院患者静脉血栓栓塞症预防护理与管理专家共识 [J]. 解放军护理杂志, 2021, 38（6）: 17-21.

[2] 国际血管联盟中国分部护理专业委员会. 正压疗法用于下肢静脉疾病防治的中国专家共识 [J]. 军事护理, 2023, 40（4）: 1-5.

[3] 国际血管联盟中国分部护理专业委员会, 上海市护理学会外科护理专业委员会. 硬化剂注射治疗原发性下肢浅静脉曲张围手术期护理规范专家共识 [J]. 介入放射学杂志, 2024, 33（2）: 109-114.

[4] 国际血管联盟中国分部护理专业委员会. 动脉粥样硬化性颈动脉狭窄临床护理规范专家共识 [J]. 介入放射学杂志, 2024, 33（7）: 704-710.

[5] 国际血管联盟中国分部护理专业委员会, 海军军医大学第一附属医院. 颈动脉体瘤切除术围术期护理规范专家共识 [J]. 中国血管外科杂志（电子版）, 2023, 15（3）: 209-214.

[6] 国际血管联盟中国分部护理专业委员会. Stanford B 型主动脉夹层腔内治疗围术期护理规范专家共识 [J]. 介入放射学杂志, 2023, 32（9）: 833-840.

[7] 国际血管联盟中国分部护理专业委员会. 腹主动脉瘤临床护理规范专家共识 [J]. 军事护理, 2024, 41（8）: 1-7.

[8] 国际血管联盟中国分部护理专业委员会. 肾动脉狭窄腔内治疗护理规范专家共识 [J]. 军事护理, 2024, 41（5）: 1-5.

[9] 国际血管联盟中国分部护理专业委员会. 下肢缺血性疾病腔内治疗围术期护理规范专家共识 [J]. 中国血管外科杂志（电子版），2023，15（1）：17-22.

[10] 国际血管联盟中国分部护理专业委员会. 周围血管血栓性疾病置管溶栓护理专家共识 [J]. 介入放射学杂志，2022，31（11）：1045-1051.

06检